U0333431

儿科疾病诊疗与检验实践

刘晋丽　陈晓娟◎著

汕頭大學出版社

图书在版编目（CIP）数据

儿科疾病诊疗与检验实践 / 刘晋丽，陈晓娟著. --
汕头：汕头大学出版社，2024.1
ISBN 978-7-5658-5249-7

Ⅰ. ①儿… Ⅱ. ①刘… ②陈… Ⅲ. ①小儿疾病－诊
疗 Ⅳ. ①R72

中国国家版本馆CIP数据核字(2024)第041322号

儿科疾病诊疗与检验实践
ERKE JIBING ZHENLIAO YU JIANYAN SHIJIAN

作　　者：刘晋丽　陈晓娟
责任编辑：黄洁玲
责任技编：黄东生
封面设计：道长矣
出版发行：汕头大学出版社
　　　　　广东省汕头市大学路 243 号汕头大学校园内　邮政编码：515063
电　　话：0754-82904613
印　　刷：河北朗祥印刷有限公司
开　　本：710mm×1000mm　1/16
印　　张：11.75
字　　数：200 千字
版　　次：2024 年 1 月第 1 版
印　　次：2024 年 9 月第 1 次印刷
定　　价：128.00 元

ISBN 978-7-5658-5249-7

前　言

　　儿科是临床医学中不可或缺的一部分，由于儿童的生理和心理特点，儿科疾病的诊断和治疗需要医生具备更高的专业知识和医学技能。与成人不同，儿童正处于生长发育阶段，身体各部分的功能尚未成熟，一旦患病，其症状和表现往往与成人存在差异，因此儿科医生在诊疗过程中需要更加谨慎和精准。近年来，随着医学技术的不断发展，越来越多的检验方法被应用于儿科疾病的诊断和治疗中，这些方法的应用提高了医生诊断的准确性和治疗效果。同时，随着医疗水平的提高和人们对疾病的认识不断深入，儿科疾病的诊疗水平也在逐渐提高。

　　本书旨在为儿科医生提供实用的诊断和治疗指南，探索最新的检验方法和技术。本书首先探讨了儿科疾病的常见症状及诊断方法，讲解了临床检查在儿科疾病诊断中的重要性；其次详细描述了新生儿期常见的疾病，以及针对这些疾病的检验方法；最后分别对儿科呼吸系统、消化系统、神经与免疫系统以及其他系统疾病的常见疾病、检验方法和用药特点进行了深入研究。此外，本书还研究了儿科常见危重症及危重症的诊疗方法，旨在帮助读者更好地理解和应对紧急情况。

　　本书的特点在于理论与实践相结合，既提供了儿科疾病的诊断和治疗方案，又论述了最新的检验方法和技术。本书的内容全面、实用，适合儿科医生、实习医生、研究生等医务人员参考和使用。通过阅读本书，儿科医生可以更加全面地了解各种儿科疾病的诊断和治疗方案，掌握最新的检验方法和技术，提高自身的专业素养和临床能力。同时，本书也可以为实习医生和研究生提供实用的参考和指导，帮助他们更好地理解和掌握儿科疾病的诊疗和检验实践。

　　希望本书能够为儿科医生在临床实践中提供有益的帮助和支持，同时也希望广大医务工作者能够不断提高自身的专业知识和医学技能，为儿童的健康事业作出更大的贡献。

目 录 ◎

第一章　儿科疾病常见症状的诊断与检查

儿科疾病是儿童时期常见的疾病，其症状多样且复杂。准确诊断和检查对于儿童的健康恢复至关重要。本章重点论述儿科常见疾病的症状诊断、临床检查，帮助医生准确判断病情，为儿童提供及时有效的治疗。

第一节　儿科常见症状的诊断

"症状是机体发生疾病后的表现，是患者主观上的异常感觉或某些客观病态改变，如胸痛、呕吐等"。异常变化引起的现象如能用体格检查的方法检出，称为体征，如黄疸、心脏杂音、反射异常等。在临床上，疾病是千变万化的，症状表现也是错综复杂的，因此症状的诊断与鉴别，是疾病诊断中的重要环节之一。作为家长，面对孩子的生长发育，了解儿科常见症状的诊断方法是十分必要的。本节将为您详细解析儿科常见症状，帮助您在孩子出现不适时，能够及时、准确地识别问题，并为孩子提供适当的处理策略。

一、儿科常见症状的诊断——发热

发热是指体温升高，通常以口腔体温为基准，超过正常范围（36.5℃-37.5℃）。在儿科领域，发热是一种常见的症状，多见于感染、炎症、肿瘤等原因引起的疾病。根据发热的程度，可分为低热、中热、高热等。低热是指体温在37.5℃-38℃之间，中热为38.1℃-39℃，高热为39.1℃-41℃及以上。

（一）发热的发病机制

发热是儿科常见的症状之一，其发病机制主要与感染或非感染性因素引起的内源性致热源有关。以下详细探讨发热的发病机制，并了解内源性致热源如何作用于下丘脑的温度调节中枢，导致体温调定点上升，从而使体温上升。首先，要了解内源性致热源。内源性致热源是指一类能够引起体温升高的物质，它们主要来源于人体内部，这类物质通过作用于下丘脑的温度调节中枢，对体温的调节起到至关重要的作用。其次，下丘脑是人体内的一个重要器官，它主要负责调节体温、饮食、睡眠和情绪等生理功能。其中，温度调节中枢是下丘脑的一个重要部分，它负责监测体内的温度变化，并通过调节体温调节中枢的设定点，使体温保持在正常范围内。同时，当感染或非感染性因素刺激人体时，它们会引发内源性致热源的产生。这些致热源通过血液循环到达下丘脑，作用于温度调节中枢。由于致热源的作用，体温调定点会上升，从而使体温上升。这就是发热的发病机制。

需要注意的是，不同类型的感染和非感染性因素引起的内源性致热源，其致热作用和体温升高的程度可能会有所不同。此外，每个人的体温调节能力和对致热源的反应也存在差异，因此，在实际临床诊断和治疗过程中，需要根据患者的具体情况进行针对性的分析和处理。

（二）发热的病因与分类

发热是儿科临床常见的症状之一，根据病因可分为感染性发热和非感染性发热两大类。

第一，感染性发热：此类发热主要由细菌、病毒、寄生虫等病原体引起的感染所致。其中包括上呼吸道感染、肺炎、肠道感染等。感染性发热在儿科疾病中占据较大比例，病情轻重不一，严重时可能导致患儿死亡。

第二，非感染性发热：此类发热包括无菌性炎症、肿瘤、免疫系统疾病、代谢性疾病等引起的发热。非感染性发热在儿科领域亦不少见，病因复杂，诊断和治疗相对困难。

（三）发热的诊断思路

面对儿科发热病例时，医生需要遵循一定的诊断思路和流程，以确保准确地找出病因并给予恰当的治疗。以下是探讨儿科发热诊断的详细步骤和策略。

1.详细询问病史

（1）了解发热的起病时间：发热病史的采集十分重要，需要了解患者发热的开始时间，以便分析病程进展和病因的可能性。

（2）发热程度：询问发热的最高体温，以便对病情进行评估。

（3）持续时间：了解发热持续的时间，有助于判断病情的轻重和病因种类。

（4）伴随症状：详细询问患儿是否有其他伴随症状，如咳嗽、呕吐、腹泻、皮疹等，以便对病因进行进一步推测。

2.体格检查

（1）观察患儿的精神状态：通过观察患儿的精神状态，了解其对病情的一般反应。

（2）皮肤颜色：检查皮肤颜色是否正常，有无发绀或黄疸等异常表现。

（3）淋巴结是否肿大：检查颈部、腋窝等部位的淋巴结是否肿大，以便判断是否存在感染性疾病。

3.实验室检查

（1）血常规：了解白细胞总数及分类，判断炎症程度和感染类型。

（2）CRP（C反应蛋白）：检测CRP水平，判断体内炎症程度。

（3）生化检查：如肝功能、肾功能等，了解患儿脏器功能状态。

（4）其他检查：根据病情需要，可选择进行其他相关实验室检查，如病毒核酸检测、肺炎支原体抗体检测等。

4.影像学检查

在进行临床诊断和治疗过程中，影像学检查起着至关重要的作用。以下是针对发热患者常用的影像学检查方法及其意义。

（1）需要关注的是胸部X光片。胸部X光片是一种广泛应用于诊断肺部疾病的影像学检查方法。在发热患者中，胸部X光片可以帮助我们了解肺部有无感染、积液等病变。例如，肺炎、肺结核、肺水肿等疾病在早期可能仅表现为发热，但通过胸部X光片检查，我们可以发现肺部结构的异常，为进一步的诊断和治疗提供依据。此外，胸部X光片还可以评估心肺功能，对发热患者的病情严重程度进行评估。

（2）腹部B超检查在发热患者中也有重要意义。腹部B超可以清晰地显示腹部脏器，如肝、胆、胰、肾等的状态。在发热患者中，腹部B超可以帮助我们排除或发现腹部脏器的炎症、肿瘤、囊肿等异常。例如，急性胆囊炎、急性胰腺炎等疾病可能导致发热，通过腹部B超检查，我们可以直观地观察相关脏器的病变，为临床诊断和治疗提供有力支持。同时，腹部B超还可以检查发热患者是否存在泌尿系统感染或其他疾病，如肾结石、肾炎等。

需要注意的是，影像学检查只是发热病因诊断的一部分，还需结合其他临床表现、实验室检查和医生的专业判断。在发热患者的诊断和治疗过程中，影像学检查为临床医生提供了重要的客观依据，但不可替代临床医生的经验和判断。针对发热患者，我们需要综合运用各种影像学检查方法，全面了解患者的病情，为精准诊断和治疗奠定基础。

5.诊断与治疗

（1）结合病史、体格检查和实验室检查结果，明确发热的病因。

（2）根据病因给予相应的治疗措施，如抗感染、抗病毒、支持治疗等。

（3）密切观察患儿病情变化，如发热持续或加重，应及时调整治疗方案。

通过以上详细的诊断步骤和治疗策略，医生可以更准确地诊断儿科发热病例，为患儿提供及时、有效的治疗。在诊断和治疗过程中，还需注重患儿家属的教育，提高他们对疾病认知和配合度，以促进患儿康复。

二、儿科常见症状的诊断——咳嗽

咳嗽，这种在儿科临床中常见的症状，是许多家长们担忧的焦点。对于孩子频繁的咳嗽，了解其发病机制、病因以及如何诊断显得至关重要。家长在面对孩子咳嗽时，应该掌握相关的医学知识，以便更好地帮助孩子度过这段时期。

（一）咳嗽的发病机制

咳嗽是一种保护性反射，通常由呼吸道受到刺激引发。当异物、刺激性气体或病原体，如细菌、病毒等侵入呼吸道时，喉部会通过咳嗽清除这些有害物质。咳嗽的过程涉及复杂的神经反射，包括感受器、传入神经、咳嗽中枢和传出神经等环节。

（二）咳嗽的病因与分类

咳嗽的病因多种多样，常见的有呼吸道感染、哮喘、过敏等。根据痰液的多少，咳嗽可分为干咳和湿咳。干咳通常无痰或痰量极少，主要由病毒或非典型病原体感染引起；湿咳则表示痰液较多，多由细菌感染引起。此外，咳嗽还可见于其他病因，如呼吸道异物、胃食管反流等。

（三）咳嗽的诊断思路

对于咳嗽的诊断，医生首先会询问病史，了解咳嗽的性质、持续时间、伴随症状等。体格检查，包括观察呼吸频率、呼吸音以及肺部是否有啰音等。此外，必要的实验室检查如血常规、痰液培养等可以帮助确定病原体的种类。对于一些特殊类型的咳嗽，如哮喘性咳嗽，可能需要进一步的肺功能检查来确诊。

三、儿科常见症状的诊断——呕吐

呕吐是消化系统疾病常见的症状，可分为急性呕吐和慢性呕吐。急性呕吐多见于感染、食物中毒等，慢性呕吐多见于胃肠道疾病、神经系统疾病等。在生活中，家长们常常对孩子的呕吐症状感到担忧，因此，了解呕吐的发病机制、病因与分类以及诊断思路显得尤为重要。

（一）呕吐的发病机制

呕吐的发病机制主要涉及消化系统、神经系统和内分泌系统。消化系统方面，胃肠道黏膜受到刺激、炎症、痉挛等因素会导致呕吐。神经系统方面，呕吐中枢受到刺激，如感染、炎症、肿瘤等，会引起呕吐。此外，内分泌系统紊乱，如妊娠呕吐、甲状腺功能亢进等，也会导致呕吐。

（二）儿科呕吐的病因与分类

在孩子成长的过程中，呕吐是一种常见的症状，可能由各种原因引起。了解呕吐的病因和分类，有助于家长和医生更好地识别和处理这种情况。

1.急性呕吐

急性呕吐通常表现为突然发生的剧烈恶心和呕吐，对孩子的生活和学习造成很大影响。其常见病因包括：

（1）感染：呼吸道感染、肠道感染等疾病都可能导致急性呕吐。感染性呕吐在孩子感冒、发烧等症状出现时尤为明显。

（2）食物中毒：食用了含有有毒物质或细菌毒素的食物，可能导致孩子出现急性呕吐。食物中毒呕吐的特点是呕吐频繁，症状严重。

（3）药物过敏：某些药物可能导致孩子出现过敏反应，从而引发呕吐。这类呕吐通常在用药后不久出现，严重时可伴有皮疹、呼吸困难等症状。

2.慢性呕吐

慢性呕吐是指持续时间较长（通常超过两周）的呕吐症状。慢性呕吐的病因较复杂，可能涉及多个系统，包括：

（1）胃肠道疾病：胃炎、胃溃疡、肠道易激综合征等疾病都可能导致慢性呕吐。这类病症往往病程较长，症状时轻时重。

（2）神经系统疾病：颅内高压、脑肿瘤、脑炎等神经系统疾病也可能引发慢性呕吐。这类病因引起的呕吐，可能与头部姿势、运动等因素有关。

3.呕吐分类

根据呕吐的性质，可以将儿科呕吐分为以下类型：

（1）呕血：胃肠道出血时，血液与胃内容物混合，引发呕吐。呕血通常伴有黑便、腹痛等症状。

（2）呕吐胆汁：胆道疾病（如胆囊炎、胆石症等）导致胆汁不能正常排出，可能引发呕吐。呕吐胆汁的特点是呕吐物呈黄色或绿色，有苦味。

（3）呕吐胃内容物：急性胃炎、胃溃疡等疾病导致胃黏膜受损，胃内容物刺激胃黏膜引发呕吐。这类呕吐通常伴有胃痛、食欲不振等症状。

（三）呕吐的诊断思路

（1）详细询问病史：了解呕吐的起病时间、病程、呕吐次数、呕吐物性质等，对判断病因具有重要的参考价值。

（2）体格检查：检查患儿的一般状况，如精神、面色、皮肤弹性等，以及腹部检查，如压痛、反跳痛、肌紧张等。

（3）辅助检查：根据病情，选择相应的辅助检查，如血液检查、大便常规、胃镜、B超、CT等。有助于明确病因和病变部位。

（4）鉴别诊断：根据病史、体格检查和辅助检查结果，鉴别呕吐的原因，如感染、胃肠道疾病、神经系统疾病等。

四、儿科常见症状的诊断——腹泻

腹泻是儿童消化系统疾病的主要症状，表现为大便次数增多和性状改变。在儿科领域，腹泻是常见的临床症状，对患儿的生活质量和生长发育造成一定影响。根据病程的长短，腹泻可分为急性腹泻和慢性腹泻。

（一）腹泻的发病机制

腹泻的发病机制主要包括以下方面：

第一，病毒或细菌感染：病毒或细菌侵入肠道，破坏了肠道黏膜的完整性，导致水分和电解质分泌增多，从而引起腹泻。

第二，肠道过敏反应：某些儿童对特定食物或物质过敏，导致肠道黏膜炎症和腹泻。

第三，肠道功能紊乱：肠道蠕动异常、肠道菌群失衡等因素可导致腹泻。

第四，内分泌紊乱：如甲状腺功能减退、糖尿病等内分泌疾病可引起腹泻。

第五，药物副作用：某些药物如抗生素、抗肿瘤药等可引起药物性腹泻。

（二）腹泻的病因与分类

第一，感染性腹泻：由病毒、细菌、寄生虫等感染引起。

第二，非感染性腹泻：包括食物过敏、肠道过敏、肠道菌群紊乱等。

第三，内分泌性腹泻：如甲状腺功能减退、糖尿病等引起的腹泻。

第四，药物性腹泻：由药物过敏或药物副作用引起的腹泻。

第五，肠易激综合征：肠道功能紊乱导致的腹泻。

（三）腹泻的诊断思路

第一，病史采集：详细询问患儿的年龄、发病时间、症状表现、大便性状等。

第二，体格检查：检查患儿的一般状况，如精神、营养、皮肤弹性等，以及肠道触诊。

第三，实验室检查：如大便常规、大便培养、血清电解质等。

第四，辅助检查：如B超、X光、结肠镜等。

第五，鉴别诊断：根据病因、病程、临床表现等，与其他消化系统疾病进行鉴别诊断。

五、儿科常见症状的诊断——腹痛

腹痛是儿科常见的症状，可能源于腹腔内器官疾病、腹壁疼痛、肠道功能紊乱等。儿童腹痛的特点是症状不典型，病因复杂多样，给诊断带来一定困难。为了更好地理解和处理儿科腹痛病例，以下将从腹痛的发病机制、病因与分类以及诊断思路三个方面进行阐述。

（一）腹痛的发病机制

腹痛的发病机制包括以下几个方面：

第一，腹腔内器官疾病：如胃肠道、肝胆胰脾、泌尿生殖系统等器官的炎症、肿瘤、出血、梗阻等。

第二，腹壁疼痛：腹壁肌肉、筋膜、神经等结构的损伤或炎症。

第三，肠道功能紊乱：肠道平滑肌功能异常、肠道菌群失调、肠道动力障碍等。

第四，其他：如发热、脱水、电解质紊乱等全身性疾病也可能引起腹痛。

（二）腹痛的病因与分类

根据腹痛的病因和临床表现，可分为以下几个方面：

第一，胃肠道疾病：如胃炎、胃溃疡、肠炎、肠道寄生虫病等。

第二，肝胆胰脾疾病：如肝炎、胆囊炎、胰腺炎、肝硬化等。

第三，泌尿生殖系统疾病：如肾炎、肾结石、尿路感染、卵巢囊肿等。

第四，腹壁疼痛：如腹壁肌肉劳损、神经痛、带状疱疹等。

第五，肠道功能紊乱：如便秘、腹泻、肠道易激综合征等。

第六，全身性疾病：如发热、脱水、电解质紊乱等。

（三）腹痛的诊断思路

第一，详细询问病史：了解腹痛的起病时间、部位、性质、程度、持续时间、缓解因素等。

第二，全面体格检查：重点关注腹部触诊、听诊等，了解腹部压痛、反跳痛、肌紧张等症状。

第三，辅助检查：根据临床怀疑，选择适当的实验室检查、影像学检查等，如血常规、尿常规、腹部B超、CT、MRI等。

第四，病因诊断：根据病史、体格检查和辅助检查结果，明确腹痛的病因。

第五，鉴别诊断：与其他儿科常见症状如发热、呕吐、腹泻等相鉴别，避免误诊和漏诊。

第六，制定治疗方案：根据病因和病情，制定针对性的治疗计划，如药物治疗、手术治疗、生活方式调整等。

总之，儿科腹痛病例诊断需综合运用病史询问、体格检查、辅助检查等手段，明确病因并进行针对性治疗。在临床实践中，儿科医生应不断积累经验，提高腹痛诊断的准确性和治疗效果。

六、儿科常见症状的诊断——皮疹

皮疹是皮肤病的主要症状，表现形式多种多样，如红斑、水疱、瘙痒等。它不仅影响着儿童的生活质量，还可能预示着潜在的疾病。为了更好地理解和诊断皮疹，我们可以从以下三个方面进行探讨：皮疹的发病机制、皮疹的病因与分类以及皮疹的诊断思路。

（一）皮疹的发病机制

皮疹的发病机制主要包括以下几个方面：

第一，皮肤屏障功能受损：皮肤屏障是保护皮肤抵抗外部病原体和过敏原的关键。当皮肤屏障受损时，外部物质容易侵入皮肤，引发皮疹。

第二，过敏反应：过敏是皮疹的常见原因之一。当孩子接触到过敏原后，免疫系统产生过敏反应，导致皮肤出现红肿、瘙痒等皮疹症状。

第三，感染：细菌、病毒和寄生虫等感染因素也是引发皮疹的原因。不同类型的感染导致的皮疹特点各异，需要根据具体症状进行诊断。

第四，内分泌失调：内分泌失调可能导致皮肤油脂分泌过多，引发毛囊炎、痤疮等皮疹症状。

第五，药物不良反应：某些药物在使用过程中可能引起皮肤过敏反应，表现为皮疹。

（二）皮疹的病因与分类

根据皮疹的病因和表现，我们可以将其分为以下几个方面：

第一，感染性皮疹：由细菌、病毒、寄生虫等引起的皮疹，如脓疱病、水痘、虫咬皮疹等。

第二，过敏性皮疹：由过敏原引起的皮疹，如湿疹、过敏性紫癜、接触性皮炎等。

第三，内分泌失调性皮疹：如青春期痤疮、内分泌失调导致的皮肤病变等。

第四，药物性皮疹：由药物过敏或不良反应引起的皮疹。

第五，免疫性皮疹：如红斑狼疮、银屑病等。

第六，物理性皮疹：如晒伤、冻伤、摩擦引起的皮疹等。

（三）皮疹的诊断思路

在诊断皮疹时，医生会根据以下几个方面进行判断：

第一，病史：了解患者的年龄、性别、发病时间、病程等，有助于判断皮疹的类型和病因。

第二，临床表现：观察皮疹的形态、颜色、分布、瘙痒程度等，进行分析。

第三，实验室检查：根据需要，进行皮肤活检、过敏原检测、血液检查等，以确定皮疹的病因。

第四，排除其他疾病：皮疹症状相似的疾病有很多，需要通过详细检查，排除其他可能性。

总之，通过对皮疹的发病机制、病因与分类以及诊断思路的了解，可以帮助我们更好地识别和处理儿科常见的皮疹病例。在实际临床工作中，医生会根据患者的具体情况进行综合分析，制定合适的治疗方案。同时，家长也应密切关注孩子的皮肤状况，及时发现并就医治疗。

第二节　儿科常见疾病的临床检查

一、新生儿脑电图的临床检查

（一）新生儿脑电图的记录方法

"新生儿脑电图记录的基本方法与常规脑电图相同，但应注意新生儿的特点"①。首先应了解并记录患儿的一般临床资料，包括胎龄（GA）、检查当天的出生后日龄并计算出受孕龄（CA）、出生体重、Apgar评分、有关的实验室检查结果（血气、血电解质、血糖、血胆红素、头颅B超、神经影像学检查结果等）、是否应用镇静剂、抗惊厥药、肌松剂等，以作为评价脑电图的参考。

新生儿头围小，可适当减少记录电极的数目，可使用16导或9导记录电极，9导脑电记录电极包括Fp1、Fp2、C3、Cz、C4、T3、T4、O1、O2，其中Cz用于记录中央区的正相尖波（有时早产儿的正相尖波仅出现在Cz）。安放电极时应尽量避开颅骨未闭合部位（如前、后囟门）、头皮水肿、头皮血肿或头皮破损区，但要注意左右两侧的对称性。新生儿脑电图记录的参数可进行适当调整：波幅较低时灵敏度可调至7mm/cm，为更宏观地观察非连续图形或交替图形的周期性特点，可将纸速减慢至15mm/s；低频滤波可调至0.5Hz，以减少因呼吸、出汗等原因引起的缓慢基线波动。新生儿脑电图记录中常出现广泛而持续的心电活动伪差，多数是因活化参考电极所致，改用双极导联记录或显示可去除大多数心电伪差。为了判断新生儿的觉醒和睡眠状态，最好包括心电、肌电、眼动、呼吸、血

① 张兰华.实用儿科疾病治疗与护理[M].天津：天津科学技术出版社，2019：250.

氧饱和度等多种生理信号，但一般不需要像多导睡眠记录那样复杂。

此外，在观察新生儿的脑电图特征时，应全面观察其在清醒和睡眠状态下的表现，记录时间应不少于30min，并尽可能覆盖一个完整的清醒—活动睡眠—安静睡眠周期。在记录过程中，不得使用镇静剂来诱导新生儿睡眠，应保持新生儿的自然状态。此外，为观察脑电图对刺激的反应性，可在记录结束前给予新生儿适当的声音、光线和躯体感觉刺激，但节律性闪光刺激在记录过程中是不被推荐的。特别是对于昏迷患儿或脑电图缺乏变化的情况，观察其对刺激的反应性尤为重要。另外，在进行脑电图检查过程中，技术人员需在床边进行实时观察，并详细记录患儿的体位变化、肢体活动、面部表情、睁眼闭眼情况以及可疑的发作事件。录像脑电图监测也是一种可选的监测方法。由于部分记录需要在暖箱或NICU病房内进行，患儿身边可能会存在输液泵、监护仪、呼吸机等多种医疗设备，这些设备可能会对脑电图信号的记录产生重大干扰。因此，技术人员应随时判断和标记可能的外源性干扰，并尽可能排除这些干扰。

（二）新生儿脑电图的特征分析

对新生儿脑电图的评价主要包括睡眠周期、背景活动、不成熟波形和阵发节律性活动。

1.新生儿的睡眠周期与结构

受孕龄30周之前出生的早产儿没有明确的觉醒—睡眠周期。早产儿自32周开始出现睡眠周期，37周后可明确区分睡眠周期。新生儿睡眠分为活动睡眠（AS）、安静睡眠（QS）和不确定睡眠（IS）。新生儿睡眠周期的特点主要有以下几个方面：

（1）睡眠时间长而觉醒时间短。早产儿不论白天或夜间，多数时间处于睡眠中，但睡眠阶段易变，每个睡眠周期较短。随着发育成熟，到足月儿以后每个睡眠周期为3~4小时。婴儿期则逐渐适应日夜光线明暗的变化，建立起夜间长睡，白天短睡的生物周期。

（2）新生儿期入睡首先进入AS期，相当于REM期；大约在3个月以后逐渐转变为首先进入NREM期。

（3）新生儿AS期占睡眠总时间的50%以上，随着年龄发育，REM睡眠比例逐渐下降，至儿童期REM睡眠仅占20%左右。

（4）新生儿觉醒与AS期脑电图相似，需要依靠行为观察并综合其他生理记录鉴别这两种状态；早产儿的AS期和QS期均为非连续图形，单纯从脑电图上很难区别，主要依靠其他生理指标鉴别。

（5）早产儿的睡眠周期与多导图记录的生理参数的一致性较差。快速眼动只有在AS期发育为连续性图形时才出现，因此在CA29周以前很少有快速眼动。在30周以后的早产儿AS期的快速眼动出现较少且强度较弱，而且在QS期也可出现快速眼动。随着CA的增加，快速眼动在AS期逐渐增多，在QS期逐渐减少并消失。此外，早产儿不仅在AS期，而且在QS期也可出现呼吸和心律的不稳定。直到CA36周以后，睡眠各期脑电图和多导图的指标才比较一致。

2.新生儿的背景活动

对新生儿的背景活动应结合记录时的状态和睡眠周期来分析。同时，也需要注意患儿的病理状态，如发热、电解质紊乱、血气异常、低血糖等以及使用的药物，如苯巴比妥、安定类等对脑电图背景的影响。对背景活动的分析主要包括以下几个方面：

（1）连续性。脑电活动在记录过程中始终保持一定的波幅而无明显波动称为连续性，波幅随记录时间而呈周期性变化称为非连续性。非连续性脑电图包括交替图形和非连续图形。

第一，非连续图形（TD）。非连续图形主要强调脑发育的不成熟性，并不一定是病理性情况，而暴发—抑制通常是一种非常严重的脑电图异常。

非连续图形是一种非常不成熟的图形，见于CA28周以下的非常早产儿，表现为在低于10~20μV的低平背景上，间断出现中—高波幅的暴发性波群。两次暴发之间的低平段持续10~20s；暴发段由不规则慢波和（或）棘波、尖波构成，持续1~3s不等，左右半球的暴发可同步或不完全同步。暴发间隔时间越长，预后越不好。

非连续图形消失的时间顺序先后为清醒期、AS期和QS期。如CA34周后仍表现为非连续图形，特别是在清醒状态出现非连续图形是一种严重的背景活动异常，其意义与暴发—抑制相同，见于严重的弥散性脑损伤。

第二，交替图形（TA）。随着CA的增长，非连续图形在CA34周左右逐渐转变为交替性图形。TA图形也是一种不成熟的背景活动，分为高波幅段和低波幅段。高波幅段从非连续图形的暴发段演变而来，为高波幅的不规则δ和θ波，也可有尖波或棘波，持续2~5s；低波幅段从抑制段演变而来，为低—中波幅不规则混合波，持续4~10s，两期交替出现。TA图形正常与否取决于新生儿的CA和状态，一般CA36周后的清醒和活动睡眠期及44周后的安静睡眠期不应再出现TA图形。

第三，连续性图形。在CA35周左右，清醒期和AS期为持续低—中波幅混合波，以α和θ频带为主。随着发育成熟，在CA40~44周，QS期高波幅段逐渐延长，一过性尖波减少；低波幅段逐渐缩短，波幅逐渐增高，最终演变为持续性中—高波幅混合波，包括θ、δ和少量α波。但在QS期波幅的高低并不恒定，仍可有一定的起伏变化。

（2）对称性和同步性。正常的新生儿在两侧半球相应部位的脑波表现应大致对称，波幅和波形应保持一致。如果双侧波幅差持续超过2∶1的比例，则应视为异常情况。

新生儿双侧半球背景活动的同步性反映了脑波发育的成熟性。同步性指TD或TA图形双侧基本同步出现。例如，双侧半球高波幅段在出现时间上相差超过1.5~2秒则视为不同步。CA31~32周时，QS期的暴发70%双侧同步，CA33~34周时增加到80%，CA35~36周时为85%，CA37周后100%同步出现。

（3）变化性。正常时背景脑电活动应随新生儿的状态而变化，正常足月儿清醒和AS期为低—中波幅的连续性波。QS期为TA图形或中—高波幅连续性波。CA36周以下的早产儿AS期也可为TA图形。例如，在各种状态下脑电图特征恒定不变则为缺乏变化性，为非特异性异常现象。

（4）反应性。外界声、光或躯体感觉刺激可引发脑电图的非特异性改变，具体表现为弥散性的电压降低或高波幅活动的增多。在正常的情况下，CA32~33周的早产儿就可引出这种反应，而到了CA37周的新生儿，无论在何种状态下，都应对刺激产生非特异性的反应。然而，反应性缺如是严重脑损伤昏迷患者或大剂量使用镇静剂时的常见现象，这些情况下常常伴随着背景活动的异常和缺乏变化性。

3.新生儿不成熟波形

部分新生儿的阵发性活动主要与成熟度有关，并不是癫痫性放电。新生儿尖波的宽度可以超过100ms，有时可达200~300ms，可为负相或正相。这些尖波的临床意义常与儿童及成人有很大不同。一般将新生儿期散发出现的和发育有关的棘波或尖波称为一过性尖波。新生儿的棘波、尖波也可能是病理性的，出现在惊厥或脑病的患儿。不成熟的一过性尖波与病理性尖波或棘波在波形上没有明确的区分标准。鉴别时需要综合考虑CA周数、出现的状态（清醒、AS期或QS期）、出现的部位、出现方式和数量（散发、频发、周期性发放、节律性暴发等）、棘波、尖波的极性（正相或负相）等多种因素。通常而言，无论是早产儿还是足月儿，如果出现持续固定在某一部位的棘波、尖波反复频繁出现，或者长时间节律性暴发或周期性发放，均应考虑为病理性脑波活动（但需排除早产儿枕、颞区的节律性慢波活动）。此外，在新生儿阶段，正常情况下，任何波形或频率的脑波均不应长时间节律性发放。

（1）单一节律枕区δ活动：为枕区0.5~1Hz的高波幅单一节律性的正相波，多为双侧对称同步出现，可持续2~60s。最早出现在CA23~24周早产儿，至CA31~33周时最多见，CA35周后明显减少。如在CA35周后仍持续存在则为不成熟的表现。这种后头部突出的节律性活动是枕区δ刷的构成基础。在严重急性脑病时这种枕区节律可持续不消失。

（2）节律性枕区θ活动：表现为枕区4Hz正弦样的节律性θ活动短阵暴发，可持续2~10s，有时可扩散到颞区。常混合或复合在同时出现的枕区单一节律δ活动上。最早出现在CA23~24周早产儿，清醒和睡眠期均可见到。CA30周左右达到高峰，CA33周后逐渐减少。以后可逐渐向前游走到颞区。

（3）颞区节律性θ活动：为颞区短阵的θ节律暴发，波形类似于枕区θ节律，出现高峰为CA31~33周。可与枕区节律同步出现或单独出现在颞区，多为双侧性。偶见呈现较尖的波形，类似短暂发作期放电，但波形和频率没有演变过程。

（4）中央、颞区δ活动：为间断出现的0.5~2Hz的δ活动，正相成分突出，在C3/C4和T3/T4最明显。可为单一节律性发放或半节律性发放。这种δ活动是中央区和颞区δ刷的基础，高峰出现在CA30周，CA33周后减少。

（5）δ刷：也称为纺锤型δ暴发或不成熟的涟波，但其并不是纺锤波的前身。δ刷是早产儿脑电图不成熟的重要标志。其波形特征为在0.3~1Hz，50~250μV的δ波上，复合10~20Hz，10~20μV快波节律，中央、枕区和颞区多见，前头部相对少见。最早见于CA24~26周；在CA31~33周最常见，主要出现AS期；34周后主要出现在QS期；在35~38周先后从清醒、AS期及QS期消失，但仍可见于足月小样儿。正常CA44周后在任何状态下均不再有δ刷，如出现，则提示为不成熟脑电图。

（6）前头部非节律性慢波：系额区为主的2～4Hz，50～150μV多形性或单一波形的阵发性δ活动，双侧基本对称同步，持续数秒，可出现在任何状态，常见于AS和QS的转换期。在脑电图中，与额区一过性尖波具有相同的含义，多数情况下属于正常发育期的图形。如果出现过多，应考虑为非特异性异常。此外，波形、波幅或数量的明显不对称也被视为异常。

（7）额区一过性尖波：为高波幅（＞150μV）宽大的负正双相一过性尖波，最大位于额区，从CA34～35周直至足月出生后4周内均可见到，双侧同步或不同步，也可仅见于一侧，可单独出现，也可混合在前头部非节律性慢波之中。额区一过性尖波在从AS向QS转变期间最多见，从QS期觉醒后再进入AS期时很少见。早产儿的脑电波形通常呈现尖而高的特征，随着成熟度的增加，波幅逐渐降低，波形也逐渐变得圆钝，不再具有尖波特征。额区一过性尖波属于正常年龄相关性的生理性波形，与新生儿发作无关，也不提示发作阈值较低。对于足月儿来说，在清醒期和AS期出现过多的额区一过性尖波属于非特异性的成熟延迟。当波形出现明显畸变、明显不对称或一侧恒定消失时，则属于异常情况。

（8）颞区和中央区一过性负相尖波：主要是指在持续低波幅混合波状态下（即清醒期和AS期）出现在颞区或中央区的散发低—高波幅负相尖波。在QS期出现的尖波常难以定量和定性。一过性尖波在早产儿多见，其数量随着CA的成熟而逐渐减少。

足月儿一过性尖波增多（＞1次/分钟）可见于各种病理情况，属于非特异性异常，但多数与临床发作或电发作无关。有癫痫发作的患儿，尖波数量更多，常为棘波，多固定在一个部位或一侧半球，常呈连续发放，并常伴有背景活动异常。但这种区别并不是绝对的，也不能作为新生儿发作的诊断依据。

（9）Rolandic区正相尖波：或称中央区正相尖波，为波形100～250ms（不超过400～500ms），波幅50～150μV的正相尖波，或负—正双相，正相为主的尖波，出现在一侧或双侧中央区或中线区（Cz为主），可单发或短阵连续发放。可见于正常早产儿，但CA32周以后应消失。异常Rolandic区正相尖波是脑实质损伤，特别是深部白质损伤的标志，常与早产儿脑室内出血有关，也可见于脑室周围白质软化、脑梗死、脑积水、氨基酸病或HIE等情况，但与癫痫发作无关。早产儿出现频繁Rolandic区正相尖波者（＞2次/分钟）常遗留运动发育落后。

15

（10）颞区正相尖波：颞区正相尖波最大位于中颞区，可见于正常早产儿。一般在生后第2周迅速减少。在病理情况下颞区正相尖波常常更频繁，波形更高更宽，是不成熟脑对损伤的一种非特异性反应。

二、新生儿惊厥的临床检查

在高危新生儿中早期检测到癫痫样惊厥，评估被诊断为惊厥患儿的抗惊厥处理效果，是新生儿持续EEG监测的两个重要指征。

新生儿期癫痫样综合征是较为罕见的病症，大部分的惊厥表现可被归为"反应性"，即在脑部出现氧供、血供障碍或代谢紊乱等损伤时或之后出现。因此，新生儿惊厥最常见的病因包括缺氧缺血性或出血性脑损伤、低血糖和代谢性疾病、严重感染如败血症和脑膜炎、先天性畸形以及孕母毒品滥用。另外，维生素B依赖性惊厥较为罕见，其临床表现与缺氧缺血性脑病相似，可能会被漏诊。除此之外，新生儿惊厥还有其他少见的病因，包括由钾或钠离子通道基因突变引起的良性家族性新生儿婴儿惊厥和特发性"五日惊厥"，其中特发性"五日惊厥"在10～20年前较为常见。

（一）新生儿惊厥的发病率

惊厥（主要为亚临床惊厥）在早产儿脑室周/脑室内出血时也较常见。20世纪80年代至90年代早期进行的持续EEG或aEEG监测研究显示，65%～75%的脑室内出血（IVH）早产儿发生惊厥。早产儿IVH总的发生率已经下降，目前缺少有关早产儿惊厥发病程度的统计数据。

NICU存在发生新生儿惊厥的特定高危人群。异常的EEG背景活动是发生惊厥的高危指征，但目前缺乏可靠的临床指征以识别具有惊厥最高危险因素的新生儿。因此，为了促进早期诊断新生儿惊厥，我们建议对以下情况进行持续EEG监测：①围产期窒息或缺氧缺血性脑病患儿；②临床可疑惊厥的新生儿；③需机械通气和（或）血管活性药物治疗的危重新生儿（呼吸窘迫综合征，败血症）；④脑膜炎、未明原因的脑病或脑发育畸形患儿；⑤严重心脏畸形或先天性膈疝患儿；⑥严重低血糖或代谢性疾病患儿；⑦需要体外膜肺（ECMO）支持治疗的患儿；⑧机械通气时接受肌肉松弛药治疗的患儿。

（二）新生儿惊厥的诊断

1.临床鉴别

由于新生儿惊厥的临床症状可能轻微或完全缺如，因此对其识别较为困难。在临床上，惊厥发作有多种类型，包括轻微发作型、阵挛型、强直型，以及局灶型、多灶型和全身发作型。新生儿惊厥通常分为两种类型：脑电临床一致型，即既有脑电图改变又有临床症状；单独脑电发作型，即仅有脑电图改变但临床症状"隐匿"或无症状。虽然大部分惊厥为临床无症状型，但新生儿常表现为脑电临床一致型和单独脑电发作型的混合型。此外，脑电和临床"分离"现象较为常见，即给予抗癫痫药物后临床惊厥停止，但电惊厥活动（亚临床惊厥）仍持续发作。

总之，单独依靠临床观察诊断新生儿惊厥是不可靠的。所有临床上怀疑惊厥的患儿都应尽早进行常规EEG检查和EEG监测，以便正确诊断电惊厥活动。应用抗癫痫药物后出现的脑电和临床"分离"现象是对诊断为惊厥的患儿进行持续EEG监测的一个重要原因。

2.脑电图鉴别

新生儿惊厥的EEG特征表现为反复发作、刻板的波形（棘波、尖波、棘慢波综合波、不伴有尖波成分的节律性 θ 或 δ 活动），并有确定的起始、高峰和终止时间（渐强—渐弱样活动）。至今没有惊厥发作最短时间的特定标准，尽管很多研究采用10s。重复波形的短暂发放通常称为癫痫样活动，在患病新生儿中并不少见。可能更短时间的重复电活动（5~10s）也应当作惊厥进行处理，因为这种类型的电活动与不良神经预后有关。癫痫持续状态常被定义为至少持续30min的连续反复发作的电活动，或惊厥发作持续时间超过EEG描记时间的50%。

惊厥时EEG波形的频率和振幅上升或下降，因此惊厥在aEEG图形上容易被识别。惊厥会引起aEEG振幅，以及上边界和下边界的短暂升高，有时仅引起下边界的短暂升高。罕见情况下，惊厥也可能引起EEG活动低平，导致aEEG波形短暂降低。同样类型的aEEG改变也可见于高峰节律紊乱和婴儿痉挛症，此时惊厥表现为高电压EEG背景上低振幅同步发作。持续性棘波活动，如周期性一侧或双侧癫痫样放电（PLED或BIPLED），因不伴有整个皮质电活动的短暂改变，在aEEG上未必能检测到。然而，aEEG波形中如出现持续的、非常高的电压波形时，有时还是要怀疑这些电活动的存在；当然，这些电活动可见于原始EEG中。

重症监护下的患儿长时间常规EEG监测时出现几次短暂的惊厥活动并不罕见。有时也可以出现反复惊厥活动，一些患儿甚至出现癫痫持续状态（常为亚临床发作）。EEG监测时惊厥频率不同，这为我们推荐的aEEG惊厥分类及特征描述提供了理论基础。然而，aEEG并不提供单个EEG波形的信息或惊厥发作过程中脑电波形图的分布情况。

3.惊厥发作的自动检测

由于新的数字化EEG监护仪可同时显示EEG和EEG趋势图，能够对癫痫样惊厥活动进行准确解释和诊断。然而，正如任何其他新技术一样，根据aEEG结果进行有关临床患者治疗决策前，掌握其优缺点非常重要。

新生儿EEG和aEEG惊厥自动检测流程已经确立，部分已公开发表。惊厥自动检测流程要求具有高精确度，即灵敏度和特异度高、假阳性报警少的特点，然而新生儿惊厥aEEG波形和临床表现的变异大，这对惊厥自动检测系统构成了挑战。大部分新的EEG监护仪已经应用惊厥检测流程对新生儿惊厥进行"报警"或"事件检测"。尽管这些系统中有些表现出很高的灵敏度和较低的假阳性检测率，但一定要明确准确率不可能达到100%。因此，惊厥自动检测系统只是给新生儿科医务工作者提供了一个"帮手"，要想正确诊断仍需评估aEEG和EEG原始图形，除非神经科或神经电生理科提供每天24h、每周7d的全天候服务。

除aEEG外，其他趋势图也可用来帮助识别新生儿惊厥发作，虽然尚未正式评估，但是我们已经发现这些趋势图包括密度谱阵列（DSA）对检测惊厥有帮助。

（三）新生儿惊厥的治疗

抗癫痫药物及其应用指征是最近几十年长期讨论的焦点。对于大多数新生儿期起病的惊厥患儿没有必要进行长期预防性治疗。

尽管没有进行任何对照研究，但有两项利用aEEG监测进行新生儿亚临床惊厥诊断和治疗的临床试验发现，与NICU同类人群相比，抗癫痫平均持续治疗时间即使短到只有4.5d也可以降低新生儿期后癫痫发生的危险性。

第二章　新生儿常见疾病

新生儿处于生命的初生阶段，他们的身体和免疫系统还在发育中，容易受到各种疾病的侵袭。了解新生儿常见的疾病，及时预防和治疗，对于保障他们的健康和成长至关重要。本章重点探讨新生儿期的常见疾病、检验和治疗。

第一节　新生儿期的常见疾病

一、新生儿黄疸

黄疸"为一种重要的临床症状，是由于体内胆红素的增高引起皮肤、黏膜或其他器官黄染的现象"[1]。黄疸是由于体内胆红素积累而导致皮肤和眼白部分变黄的现象。胆红素是血红蛋白代谢的产物，主要来源于红细胞的衰老和破坏。

（一）新生儿胆红素代谢的特点

胆红素是由血红蛋白降解产生的一种橙黄色色素，其生成过程包括胆绿素的降解。在新生儿中，大约80%的胆红素每天来自红细胞分解所产生的血红蛋白。在这个过程中，循环中产生的胆红素会与血清中的清蛋白结合形成结合胆红素。这种结合是可逆的，只有结合胆红素才能被有效地转运到肝脏。与此相反，未结合的胆红素，也被称为游离胆红素，具有穿越血脑屏障的能力，因此可能对中枢神经系统产生毒性影响。

第一，胆红素生成增加。新生儿每天产生的胆红素约8.8mg/kg。增多的主要原因有：①红细胞破坏增多；②新生儿红细胞寿命短，新生儿为70～90天，早产儿为70天；③肝脏和其他组织中的血红素及骨髓中的红细胞前体较多。

第二，肝细胞摄取胆红素能力低下。新生儿出生时肝细胞的Y蛋白含量少，

---

[1]　高玉.临床儿科疾病诊治[M]北京：科学技术文献出版社，2019：1.

生后5~10天，可达到正常水平。

第三，肝细胞结合胆红素能力不足。新生儿出生时肝酶系统发育不成熟，尿苷二磷酸葡萄糖醛酸基转移酶（UDPGT）含量不足，使胆红素结合过程受限，以后逐渐成熟，生后6~12周接近正常水平。

第四，肝细胞排泄胆红素的功能不成熟。早产儿尤为明显，结合胆红素水平增高，出现暂时性肝内胆汁淤积。

第五，肠肝循环增加。肠道内的结合胆红素在细菌的作用下被分解成水溶性的、容易被排泄的产物尿胆素和粪胆素，其中大部分随粪便排出，小部分经结肠吸收通过门静脉至肝脏，重新转变为结合胆红素，再经胆道排出，形成胆红素的肠肝循环。新生儿出生时缺乏细菌，不能将结合胆红素还原成尿胆素原随粪便和尿液排出体外，增加了肠内未结合胆红素的产生和重吸收。

（二）新生儿高胆红素血症分类

新生儿黄疸是症状性诊断，高胆红素血症为实验室诊断。目前，"生理性黄疸"和"病理性黄疸"这两个医学名词的实质性意义已经受到质疑，一般主张根据胆红素增高的种类和黄疸的病例进行分类。

1.新生儿高未结合胆红素血症

增加的胆红素主要是未结合胆红素，且程度较轻，不太可能导致神经系统损伤。然而，在一些严重影响胆红素吸收和转运功能的疾病中，或者导致肠肝循环过度增加的情况下，高水平的未结合胆红素可能引起中毒，其共同特征是血红素分解过程中产生的CO增高，具体原因分为以下三类：

（1）胆红素产生过多。

第一，生理性黄疸：主要由新生儿胆红素代谢特点所致。

第二，母乳性黄疸。母乳性黄疸包括以下方面：

一是，母乳相关性黄疸。母乳相关性黄疸发生在生后1周，主要与喂养方式有关，包括脱水、热量摄取不足、喂养次数和量及添加辅食不当等导致。

二是，母乳性黄疸。母乳性黄疸主要与母乳中含有孕酮的甾类代谢产物（孕二醇）、游离脂肪酸、脂肪酶或β-葡萄糖醛酸苷酶等化学物质有关，这些物质可能抑制了肝脏中的UDPGT，使未结合胆红素不能转化成结合胆红素，引起高未结合胆红素血症。

三是，新生儿溶血病。新生儿溶血病是导致新生儿高未结合胆红素血症的最常见的病理性原因。

四是，红细胞酶缺乏。在新生儿早期发生自发性溶血而导致高胆红素血症。常见G-6-PD缺乏症和PK缺乏症。

五是，红细胞膜缺陷。遗传性球形红细胞增多症（HS）和遗传性椭圆形红细胞增多症（HE）。患者有50%发生黄疸，容易被误诊为生理性黄疸。HE为常染色体显性遗传，当血浆渗透压增加时容易被发现。

六是，败血症。由于新生的红细胞对损伤因子比较敏感，败血症易引起溶血。

七是，血管外溶血。由于血管外红细胞破坏（头颅血肿、消化道出血、颅内出血、严重挤压伤等），导致胆红素产生过多。

八是，红细胞增多症。出生时过多的红细胞增加了胆红素的产生。常见于脐带结扎延迟、糖尿病母亲的新生儿和21-三体综合征等。

（2）胆红素转换和排泄功能受损。

第一，激素缺乏：先天性甲状腺功能减退（CHT）和垂体功能减退（CHP）。

第二，先天性胆红素代谢失调。

一是，家族性暂时性高胆红素血症：由于母亲血中孕激素在妊娠中晚期通过胎盘到达胎儿体内，抑制了新生儿的UDPGT作用。

二是，先天性葡萄糖醛酸转移酶缺乏症：Ⅰ型为完全缺乏，属常染色体隐性遗传，早期即可发生严重黄疸；Ⅱ为部分缺乏，属常染色体显性遗传，黄疸程度较轻。

三是，先天性非溶血性黄疸：主要为肝细胞摄取功能障碍所致，属常染色体显性遗传，黄疸程度较轻。

第三，肠肝循环增加：肠梗阻、肠麻痹、肥厚性幽门狭窄、胎粪性肠梗阻和囊性纤维化等疾病，均因为不能将肠内的胆红素及时排除，增加了胆红素重吸收。

（3）围产期的相关因素。

第一，母亲疾病：心脏病、肾脏病、贫血、糖尿病和妊娠期高血压疾病等。

第二，分娩方式：羊水早破、臀位和经产道分娩等。

第三，胎儿和新生儿：胎儿生长受限、早产儿、低出生体重儿、第一胎、男性等。

第四，药物：母亲使用催产素、地西泮和异丙嗪等。新生儿使用水合氯醛、维生素K_3、吲哚美辛和噻嗪类利尿剂等。

2.新生儿高结合胆红素血症

新生儿高结合胆红素血症的临床表现包括黄疸、大便呈灰白色、尿色加深以及肝功能的异常，主要病因如下：

（1）肝外胆管疾病：①胆管闭锁，其活产的发病率大约为1∶10000；②胆总管囊肿，是由肝外胆管分支扩张形成；③其他肝外胆管疾病，胆管狭窄、胆管穿孔、胆石症及肿瘤等。

（2）肝内胆管疾病：①肝内胆管缺失。肝内胆管缺失分为有症状型和无症状型。有症状型又称为Alagille综合征，为常染色体显性遗传，表现为胆汁淤积，伴有肝动脉发育不良和肺动脉狭窄。②肝内胆汁淤积。肝内胆汁淤积为常染色体隐性遗传，表现为慢性持续性肝细胞内胆汁淤积。③胆汁黏稠综合征。胆汁黏稠综合征多见于严重溶血，体内胆红素产生过多而导致胆汁黏稠。一般不超过四周，如果超过应考虑其他疾病所致。

（3）遗传性代谢缺陷：①半乳糖血症。半乳糖血症为常染色体隐性遗传，l-磷酸半乳糖尿苷转移酶活性不足导致l-磷酸半乳糖在细胞堆积而引起细胞损伤，主要表现为胆汁淤积、肝大、低血糖和白内障。②α_1-抗胰蛋白酶缺乏症。α_1-抗胰蛋白酶缺乏症为常染色体隐性遗传，α_1-抗胰蛋白酶缺乏时，机体不能拮抗蛋白溶酶对肝细胞的损伤作用，主要临床表现为胆汁淤积性黄疸和进行性肝功能损害。③囊性纤维变。黏稠的胆汁阻塞了肝内胆管导致胆汁淤积，多伴有胎粪性肠梗阻。④肝脑肾综合征。肝脑肾综合征为常染色体显性遗传，系过氧化物酶功能缺陷所致，主要临床表现为胆汁淤积、肝大、肌张力低下及畸形。⑤Dubin-Johson综合征。Dubin-Johson综合征为常染色体隐性遗传，系胆小管分泌结合胆红素功能障碍。主要临床表现为高结合胆红素血症。⑥Rotor综合征。Rotor综合征为常染色体隐性遗传，系由于肝内阴离子储存功能障碍所致，主要表现为永久性轻度高结合胆红素血症。⑦其他，如酪氨酸血症、果糖血症、糖原累积病等。

（4）感染：①宫内感染——巨细胞病毒、柯萨奇病毒、EB病毒和腺病毒等是主要病原体；②败血症——宫内、产时和产后感染所致的败血症可以发生胆汁淤积。

（5）特发性新生儿肝炎，主要表现为黄疸和肝脾大。

（6）全静脉营养所致的胆汁淤积，多见于超级低出生体重儿。缺乏肠内营养可能是促进胆汁淤积的重要因素。恢复肠内喂养后1~3个月胆汁淤积可以改善，肝功能恢复正常。

（7）其他，如染色体病、新生儿血色病等。

二、新生儿湿肺

"一过性呼吸急促（TTN）是由于肺液清除延迟所致，因此另一个名字是湿肺综合征，或者RDS II型，是一种自限性疾病"[1]。

（一）新生儿湿肺的病理生理

肺液体主要储存在细小支气管周围的淋巴管和支气管血管内。因此，TTN被归类为一种阻塞性肺部疾病，而呼吸窘迫综合征（RDS）则是一种限制性肺部疾病。有TTN的新生儿肺功能异常包括：总通气量高、呼吸频率快、潮气量低、无效腔多、氮清除延时和顺应性低。肺液再吸收发生于：①肺液产生延缓；②肺上皮细胞以氯化物分泌型变为钠吸收障碍型；③出生时气体进入肺泡，将肺液从肺泡内转移至间质和周围血管空间；④血液、淋巴液的高蛋白质含量和渗透压促进肺液流动。

TTN多发生于剖宫产的足月或晚期早产儿身上（尤其是选择性剖宫产的晚期早产儿），表现为低Apgar评分、肺动脉高压、左心室功能低下。剖宫产缺少了正常阴道分娩中对胸部的挤压来排除一些肺液。间质内液体的积聚干扰了支气管的开放，导致肺塌陷和气体潴留。

（二）新生儿湿肺的临床表现

新生儿湿肺的发生率与胎龄成反比，胎龄越大，选择性剖宫产新生儿的并发症越低，足月或过期男婴儿有剖宫产、突然分娩、产前暴露于去氧麻黄碱或其他分娩异常有可能引发TTN，通常在生后2~6h出现症状。可能出现呼吸窘迫的表现，包括气促、轻微的吸凹、呻吟、鼻翼翕动，还有可能出现皮肤潮红，发绀也有可能存在。一般在2~5天内消失。

23

———————
[1] 张兰华.实用儿科疾病治疗与护理[M].天津：天津科学技术出版社，2019：297.

三、新生儿乳糜胸

新生儿乳糜胸是由于淋巴液（呈乳糜样）漏入胸腔引起，又称淋巴胸。近年来由于新生儿心、胸外科手术与肠道外营养的开展，本病的发病率有增高趋势，约为0.1%～0.5%，男婴发病为女婴的2倍，多见于右侧乳糜腹是由于乳糜从腹腔内的淋巴系统中溢出所致。

乳糜胸可由多种原因引起，包括疾病和损伤。例如，产伤、臀位产、复苏过程中压力过大导致颈部外伤，闭合性或开放性胸部损伤，颈、腰椎过度伸展，手术中损伤胸导管以及先天性淋巴管异常等。在这些情况下，当胸导管或胸腔内的大淋巴管阻塞破裂时，就可能导致乳糜胸的发生。多数乳糜胸常无明确病因，为自发性乳糜胸，占50%。新生儿乳糜胸按其病因分下述五类：

第一，先天性乳糜胸：系淋巴系统先天性发育结构异常，多于出生后发现有单发或多发乳糜漏：胸导管缺失或胚胎期胸导管的连接部分未能很好完成，致胸导管狭窄梗阻，淋巴管广泛扩张和破裂，乳糜液从淋巴管溢出而致乳糜胸。常合并染色体异常及其他先天性畸形。

第二，创伤性乳糜胸：主要由于产伤如臀位过度牵引或复苏操作等造成中心静脉压过高，导致胸导管过度扩张、破裂；另外颈腰脊柱过度伸展也可引起胸导管撕裂，某些医源性因素也可导致创伤性乳糜胸，常继发于开胸手术之后或行外周静脉中心置管（PICC），通常（约50%）胸导管发源于第二腰椎水平中线处的乳糜池，经过主动脉裂进入胸腔后转至中线右侧，在第四或第五胸椎水平横过胸椎转至左侧，最终在左颈内静脉与锁骨下静脉连接处进入静脉。

第三，手术后乳糜胸：在胸导管附近的手术操作可能损伤胸导管主干及分支，最易损伤部位在上胸部，近年来不少胸部及心脏手术已能在新生儿期进行，手术后乳糜胸的发病率有所增加，约占胸部手术的0.18%～0.5%，心脏手术的0.37%～1.1%，常在术后3～14天发生。

先天性心脏病手术后乳糜胸的原因：①伤及胸腺表面的淋巴干。目前先天性心脏病手术年龄越来越小，而小儿胸腺较大，胸腺周围或前纵隔的淋巴管在胸腺浅表面汇合成前纵隔淋巴干，为胸导管的主要分支。体外循环心脏直视手术时多采用正中手术切口，需分离或悬吊甚至部分切除胸腺，故易伤及此处的淋巴干，造成术后的乳糜胸。②胸导管直接损伤。动脉导管未闭行胸膜外分离结扎手术时可伤及胸导管。③继发于右心功能不全并腔静脉压升高所致的淋巴管破裂或影响胸导管的回流而形成乳糜胸。

第四，栓塞性乳糜胸。中心静脉肠外营养易导致导管栓塞或静脉血栓形成；手术结扎上腔静脉，使淋巴回流障碍，导致胸导管破裂，多发生在VLBW儿。

第五，自发性乳糜胸。指原因不明者，本型占新生儿乳糜胸的大多数。

第二节　新生儿常见疾病的检验

一、新生儿黄疸的检验

第一，胆红素的监测。传统的检测方法是静脉血偶氮法测定血总胆红素值（TSB）及结合胆红素值。缺点是检测不及时。目前，已经广泛应用微量血胆红素测定代替TSB，方法简便快速，有利于动态观察。但是，只能测定血总胆红素值，当血清总胆红素FA过高时，与TSB的线性相关性降低。经皮胆红素仪测定（TCB）法只用于筛查，不作为临床诊断的指标。目前，已经有葡萄糖氧化酶、过氧化酶方法测定血清未结合胆红素（游离胆红素），有助于预测核黄疸的发生。

第二，孕妇血型与抗体检测。有不明原因死胎、流产或严重新生儿黄疸史的孕妇应进行ABO和Rh血型检查，不合者对孕妇需进行血中抗体测定，如IgG抗A或抗B、Rh血型抗体。

第三，一般实验室的检查。红细胞、血红蛋白、网织红细胞和有核红细胞检查；母婴ABO和Rh血型检查；红细胞脆性试验；尿常规、尿三胆、血培养、血沉和CRP；甲状腺和垂体功能测定。

第四，肝功能的检查。

一是，反映肝细胞损害酶类：丙氨酸氨基转移酶（ALT）、天门冬氨酸氨基转移酶（AST）、腺苷脱氨酶（ADA）、谷胱甘肽硫转移酶（GST）等。

二是，反映胆汁淤积的血清酶类：碱性磷酸酶、γ-谷氨酰胺、亮氨酸氨基肽酶、5'-核苷酸酶。

第五，致敏红细胞与血型抗体检测。①改良直接抗人球蛋白试验：阳性提示红细胞已经被致敏，提示新生儿可能发生同族免疫性溶血病，以Rh血型不合可能性较大，ABO血型不合阳性率较低。②抗体释放试验：是新生儿溶血病的确诊试验。③游离抗体试验：阳性表示血清中存在游离的ABO或Rh血型抗体，提示新生儿溶血病的可能。可用于评价溶血病新生儿换血治疗后的效果。

第六，影像学的检查。

一是，B超检查：腹部肝胆B超。

二是，CT和MRI：头颅CT（颅内出血）、MRI（核黄疸）、胆管和胆囊CT（胆管扩张和胆囊增大）。

三是，磁共振胆管成像：用于淤胆型婴儿肝炎综合征与胆道闭锁的鉴别诊断。

四是，放射性核素扫描：用于婴儿肝炎与胆道闭锁的鉴别诊断。

第七，病理的检查。经皮肝脏穿刺活检、腹腔镜检查及选择性肝活检和剖腹探查及肝活检。

二、新生儿湿肺的检验

胸部X线检查是一种重要的医学影像学工具，用于评估胸腔内的结构和可能存在的异常。在某些情况下，胸部X线可以揭示一系列肺部病理性病变，包括肺泡及间质积液、肺淤血、肺气肿、叶间病变以及胸腔积液。

肺泡及间质积液可能显示在X线影像中，一般是由于炎症、感染或其他疾病引起的液体在肺部积聚。肺淤血也可能呈现在X线中，通常由于心血管系统问题导致肺循环受阻。肺气肿是另一种在X线影像中可见的病变，表现为肺组织的过度膨胀。叶间病变，指的是肺叶之间的异常变化，也可能在X线检查中得以观察。此外，X线影像中的胸腔积液可能表明胸腔内有液体积聚，可能是由于感染、炎症或其他疾病引起的。重要的是，这些病理性病变不仅仅在X线上可见，还可能伴随轻度的低氧血症，通常需要氧气浓度较低（$FiO_2 < 40\%$）以维持适当的氧合水平。轻度的酸中毒也可能存在，如果酸中毒加重，可能导致肺血管的收缩，使病情进一步加重。

需要注意的是，在解读胸部X线检查结果时，医生需要结合患者的临床症状、病史以及其他检查结果，综合判断可能存在的疾病。X线检查是一种初步的筛查工具，更详细的影像学检查或其他实验室检查可能需要进一步确诊具体的病因。

三、新生儿乳糜胸的检验

第一，超声检查：宫内胎儿超声检查可示单侧或双侧胸腔积液或腹腔积液。

出生后超声检查也有助于胸腔、腹腔穿刺术前定位。

第二，X线：表现乳糜胸患侧胸腔密度增深，肋膈角消失，心与纵隔向对侧移位。乳糜腹在立位片时可见腹腔积液征。

第三，胸/腹腔积液检查：胸腔或腹腔穿刺的乳糜液可确诊本病。乳糜液呈淡黄色牛乳状，但若穿刺时患儿尚未开奶，胸腔积液或腹腔积液也可呈淡黄色澄清液与血清相似。乳糜液加苏丹Ⅲ乙醇溶液则呈红色，乳糜液的诊断标准为：积液中三酰甘油含量>1.1mmol/L，细胞数>1.0×10^9/L，其中淋巴细胞占80%。

第四，真假乳糜液鉴别。临床中需要进行真假乳糜液鉴别，即：胸腔积液中加乙醚后振荡，乳糜能溶于乙醚，下层胸腔积液变清，而假性乳糜则改变不明显。让患儿口服脂溶性染料（苏丹Ⅲ）再抽胸腔积液，乳糜液呈红色，假性乳糜则不变色。

四、新生儿持续肺动脉高压的检验

疑为有持续性肺动脉高压的新生儿，实验室评估应该包括：特异性的全血细胞计数（CBC），血小板计数，胸部X线检查和血糖、钙、电解质和动脉血气测定。全血细胞计数用于检测贫血，可能导致系统性高血压；检测红细胞增多症，可导致肺血管阻力增加；检测是否存在感染，如B族链球菌所导致的败血症或肺炎。

动脉血气分析显示存在酸中毒、缺氧和动脉血二氧化碳分压增加。如果血气标本在右桡动脉（导管前）和降主动脉（导管后）同时获得，可用于确定是否存在右向左分流（导管前的动脉血氧分压大于导管后），同时导管前和导管后脉搏血氧测量或经皮的氧分压测量也可用于疾病的诊断。与持续性肺动脉高压有关，最常见的胸部X线检查结果包括：①凸出主肺动脉段；②轻度至中度心脏肥大；③肺血管变异（增加、减少或正常）；④左心室功能不全的迹象，包括肺淤血和心脏肥大。

心电图通常正常，但可能显示右心室肥厚，证明肺动脉高压和心肌缺血的迹象在以下情况中是至关重要的：①评估心脏结构；②排除青紫性心脏病变；③诊断卵圆孔和（或）动脉导管未闭的右向左分流；④估计肺动脉压力；⑤决定治疗方案；⑥估定治疗效果中超声心动图。

五、新生儿腹泻的检验

第一，大便常规和大便培养：感染性腹泻新生儿早期培养阳性率较高。

27

第二，血气分析、血生化：评价电解质代谢和酸碱平衡紊乱的状况。

第三，乳糖或其他双糖不耐受时可测新鲜大便中的还原物质和大便pH。

第四，采用开放式对照食物激发试验，对怀疑牛乳蛋白过敏的新生儿，停喂牛乳及其制品，一周左右症状明显缓解消失，再试小量喂乳类，如又出现上述症状即可确诊。这是诊断食物过敏的金标准。

第五，粪便电解质的测定：顽固性的腹泻患儿进行粪便电解质的测定，可以协助诊断先天性失氯失钠性腹泻。

六、新生儿胃食管反流的检验

新生儿胃食管反流无特异性，目前依靠任何一项辅助检查很难确诊，必须采用综合诊断技术。凡临床表现不明原因反复呕吐、咽下困难、反复发作的呼吸道感染、生长发育迟缓、营养不良、贫血、反复出现窒息、呼吸暂停等症状应考虑GER的可能性。

第一，食管钡剂造影。可观察食管形态、食管动力改变、胃食管区解剖形态以及判断有无合并症存在。

第二，食管24h pH监测。可反映GER的发生频率、时间、反流物在食管内停留的状况和与临床症状、体位、进食之间的关系，有助于区分生理性和病理性反流，是目前最可靠的诊断方法，正常情况下，胃pH1.5～2.0；食管pH6.0～7.0；发生GER时，食管远端内pH明显下降。

第三，胃食管同位素闪烁扫描。可测出食管反流情况，并可观察食管廓清能力和胃排空功能，确定有无肺吸入。

第四，B超检查。可检测食管腹腔段的长度、黏膜纹理状况、食管黏膜的抗反流能力，同时可探查有无食管裂孔疝。

第五，食管多电极电阻抗检测。食管多电极电阻抗检测是在食管内放置一根导管，导管上连接6个电极，并与pH传感器相连，根据电阻变化和pH变化，可以判断食管运动，从而判断是否存在反流。国际上认为把PH监测和食管多电极电阻抗检测检查相结合将成为未来胃食管反流诊断的金标准。

七、新生儿肠闭锁肠狭窄的检验

第一，进行产前B超。

第二，X线检查：腹部平片显示扩张的胃及十二指肠，以及特征性"双泡征"，胃及近端十二指肠充气，十二指肠远端肠道无气体充盈。在不完全梗阻情况下，腹部平片除表现为"双泡征"外，远端小肠可见部分、少量气体充盈。

第三，上消化道造影检查：部分十二指肠不完全性梗阻病例的腹部平片可无异常发现，而通常需要进行上消化道造影检查，以明确不完全性肠梗阻的原因。

第四，钡剂灌肠：结肠闭锁位置可由钡剂灌肠造影确定，影像学上表现为闭锁远端结肠细小，且钡剂不能充盈全部结肠。

第五，其他检查：肠闭锁可能合并其他各种先天畸形，尤其可能合并严重心脏畸形，急需在术前做出诊断。此外，需要脊柱正侧位片检查整个脊椎，检查有无脊椎畸形。另外，常规进行心脏、肾脏超声检查，对超声发现泌尿生殖系统异常或者合并直肠肛门畸形的患儿，应再行排泄性膀胱输尿管造影检查，对于合并便秘或唐氏综合征的患儿，需要进行直肠黏膜活检，以排除巨结肠。

八、新生儿溶血病的检验

对疑有新生儿溶血病者应立即做以下实验室检验帮助诊断：

第一，血常规：了解红细胞及血红蛋白值及下降情况、网织红细胞增高、外周血有核红细胞增高。

第二，血清胆红素：主要为未结合胆红素升高。

第三，定血型。

第四，抗人球蛋白试验：可证实患儿红细胞是否被血型抗体致敏，如直接试验阳性说明患儿红细胞已被致敏，而释放试验阳性可检出血型抗体ABO溶血病者需做改良法抗人球蛋白试验ABO溶血病和Rh溶血病的比较。

第三节 新生儿常见疾病的治疗

一、新生儿黄疸的治疗

治疗新生儿黄疸的主要目的是防止胆红素水平进一步升高，从而降低胆红素脑病的危险性。通过采取合适的治疗策略，可以有效减轻患儿黄疸的症状，防止黄疸引起的潜在并发症。

（一）新生儿黄疸干预方案的说明

新生儿黄疸的干预标准应为随胎龄、日龄和出生体重而变化的多条动态曲线，新生儿黄疸的干预方案应建立在病史、病程、体检和权衡利弊的基础上。有胆红素脑病的高危因素的早产儿，应该予以预防治疗。

第一，在使用推荐方案前，先评估形成胆红素脑病的高危因素，新生儿处于某些病理状态下，如新生儿溶血、窒息、缺氧、酸中毒、败血症、高热、低体温、低蛋白血症、低血糖等，易形成胆红素脑病，如有上述因素应放宽干预指征。

第二，24h内出现的黄疸者，应积极寻找病因，并且给予积极的光疗。

第三，24～72h出现黄疸者，出院前至少要检查1次血清胆红素，出院后48h应复查胆红素，以检测胆红素水平。

第四，出生后7天内（尤其是3天内），接近但尚未达到干预标准者，应密切监测胆红素水平，以便达到及时治疗，无条件监测时可以适当放宽干预标准。

第五，"考虑光疗"是指根据临床病史、病程和体检作出判断，权衡利弊，选择光疗或严密监测胆红素。

第六，"光疗失败"是指光疗4～6h后，血清胆红素仍上升0.5mg/（dl·h），应准备换血。

（二）新生儿黄疸的光照疗法

光照疗法是一种降低血清未结合胆红素的方法。我国多使用的是荧光管（蓝光或白光）作为光源的双面光疗。影响光疗效果的因素为光源性质与强度、单面光源或多面光源、光源—光照对象距离、暴露在光照下的体表面积及光照时间。

第一，光照疗法原理。光疗通过转变胆红素产生异构体，使胆红素从脂溶性转变为水溶性，不经过肝脏的结合，经胆汁和尿排出体外。

第二，光照疗法的光源选择。胆红素能吸收光线，以波长450～460nm的光线最强。蓝光的波长主峰在425～475nm，是人工照射的最好光源；绿光的波长主峰在510～530nm，易于穿透皮肤。

第三，光疗方法。分单面光疗和双面光疗。灯管距离患儿正面皮肤的距离为25～30cm。连续光疗是指连续24～72h照射治疗；间断光疗是指照射6～12h后停止2～4h再照，或者8～12h后停止12～16h再照，根据具体病情而定。有研究提示，连续光疗和间断光疗的疗效相同，后者可减少不良反应。

第四，光疗不良反应。光疗不良反应包括发热、腹泻、皮疹、青铜症、生殖腺DNA[①]损伤、视网膜损伤、结膜充血、角膜溃疡、血清核黄素减低、早产儿低钙血症等。

（三）新生儿黄疸的换血疗法

换血术是一种治疗手段，旨在通过将患儿的血液用新鲜供血库中的血液进行置换，以达到降低血液和细胞外液中胆红素浓度的目的。这一疗法主要应用于母婴血型不合引起的溶血病，其目标是迅速替换含有异常抗体的血液，减轻溶血过程，同时有效地降低胆红素水平，防止胆红素脑病的发生。此外，换血还能够纠正因溶血而引起的贫血，防止心力衰竭等并发症的发生。

母婴血型不合导致的溶血病是一种常见但严重的新生儿疾病。在这种情况下，母亲的免疫系统可能会产生抗体攻击胎儿的红细胞，导致溶血反应。溶血会释放大量胆红素，当胆红素浓度升高时，可能导致黄疸和胆红素脑病等严重后果。

通过进行换血，可以将富含异常抗体的血液迅速替换为新鲜的供血库中的血液，从而减轻溶血反应。这不仅能够有效地清除患儿体内的抗体和致敏红细胞，降低胆红素水平，还能够防止胆红素脑病等并发症的发生。此外，通过及时的换血治疗，还能够纠正贫血，防止因贫血导致的心力衰竭等危险状况。

在执行换血术时，医生会仔细评估患儿的具体情况，确保手术的安全性和有效性。这一治疗方法在一些情况下是非常迅速、直接且有效的，为患儿提供了迅速的救治途径。

1.换血的指征

（1）产前诊断明确的新生儿溶血病者，出生时脐带血血红蛋白低于120g/L，伴有水肿、肝脏大、心力衰竭者。

（2）早期新生儿血清胆红素水平达到换血标准（表2-1和表2-2）。

31

---

① DNA即脱氧核糖核酸，是分子结构复杂的有机化合物。作为染色体的一个成分而存在于细胞核内。

表2-1　足月新生儿黄疸干预的推荐方案

时龄（小时）	血清总胆红素的水平（μmol/L）			
	（小时）考虑光疗	光疗	光疗失败换血	换血加光疗
~24	≥103	≥154	≥205	≥257
~48	≥154	≥205	≥291	≥342
~72	≥205	≥257	≥342	≥428
>72	≥257	≥291	≥376	≥428

表2-2　早产儿黄疸推荐干预方案（血清总胆红素界值，μmol/L）

胎龄/出生体重	~24小时		~48小时		~72小时	
	光疗	换血	光疗	换血	光疗	换血
~28周/<1000g	≥86	≥120	≥120	≥154	≥120	≥171
28~31周/1000~1500g	≥103	≥154	154	≥222	≥154	≥257
32~34周/1500~2000g	≥103	≥171	≥171	≥257	≥205	≥291
35~36周/2000~2500g	≥120	≥188	≥205	≥291	≥239	≥308

（3）有早期胆红素脑病的症状者，需综合其他因素考虑换血。对于轻度胆红素脑病，换血疗法的有效率、成本效益较好，安全性尚可，可作为其抢救治疗首选。对于中重度胆红素脑病尤其是重度，换血疗法的有效率有限，风险较高，需要权衡利弊、做好应急准备、谨慎操作、严密监护，减少严重不良反应发生。

（4）早产儿及前一胎有死胎、全身水肿、严重贫血等病史，应酌情降低换血标准。

（5）生后一周以上，体重较大、一般情况良好、无胆红素脑病的症状者，即使胆红素水平大于428μmol/L，而结合胆红素占86μmol/L以上，也可以先用其他方法治疗。

2.血液的选择

（1）新生儿溶血病时换血血源的选择：Rh血型不合时，采用和母亲相同的Rh血型。ABO血型不合时，最好采用AB型血浆和O型红细胞混合后换血，也可以选用抗A及抗B效价<1∶32的O型血液。

（2）对于那些患有明显贫血和心力衰竭的新生儿，可考虑使用血浆减半的浓缩血液进行治疗，以纠正这些严重症状，这种治疗方法的目标是通过补充富含氧的血液，有效提高血液中的红细胞数量，从而改善贫血情况。同时，由于心力衰竭可能是因为贫血导致心脏负担加重，血浆减半的浓缩血液也有助于减轻心力负担，提高心脏效能。这种综合治疗方案能够更全面地应对患儿的病情，为其提供有效的康复途径。

（3）在进行输血治疗时，通常会选择使用新鲜全血，但当前的医学实践更倾向于提倡成分输血。成分输血是指将整个血液分割为不同的组分，如红细胞、血浆和血小板，然后根据患者的具体病情有选择性地进行输注。特别是在红细胞与血浆比例方面，目前主张采用2∶1的比例。

3.换血量及速度

换血量为150～180mL/kg；换血速度选择在1.6～1.7mL/（L·min），在90～120min内完成换血。

4.换血后的处理

（1）在治疗中，可以考虑持续进行蓝光照射，并密切监测患者的胆红素水平变化。通过继续蓝光照射，有助于进一步降低体内的胆红素水平，从而有效减轻黄疸症状。监测胆红素水平的变化是非常关键的，可以帮助医护人员及时调整治疗方案，确保疗效的持续和稳定。这种持续的照射和监测策略有助于最大限度地保障患者的安全，并提供个体化的治疗方案。

（2）在治疗过程中，采用预防性的方法使用抗生素和止血药物。预防性治疗的目标是预防潜在的感染或出血等并发症的发生。通过合理的抗生素应用，可以抑制病原微生物的繁殖，降低感染风险。同时，预防性使用止血药物有助于维持血液凝血平衡，防止异常出血的发生。这种综合性的预防性治疗策略旨在最大限度地保护患者免受潜在的治疗风险，提高治疗效果。

（3）在患者治疗过程中，必须定期进行监测，包括血常规、电解质、血气分析、血糖等生化指标。这种系统的监测有助于及时发现任何潜在的生理紊乱，确保医疗团队可以迅速采取必要的干预措施。通过血常规检查，可以评估患者的血液情况，包括红细胞、白细胞和血小板的数量和形态。电解质和血气分析则提供了有关体内电解质平衡和酸碱状态的重要信息。另外，血糖监测对于控制患者的糖代谢状况至关重要，这一全面而系统的监测手段有助于确保患者在治疗过程中的稳定和安全。

（4）禁食6～8h。在进行换血后的处理阶段，一项重要的操作是禁食6～8

33

小时。这个禁食期间旨在确保患者在血液置换后有足够的时间来逐渐恢复胃肠功能，降低食物摄入引起的不适和可能的并发症。这种充分的禁食期有助于维持患者的消化系统的平稳状态，减少胃内残留物质，确保身体在术后阶段能够更好地适应新的生理状态。患者在这个阶段应该遵循医疗团队的建议，确保在适当的时机开始饮食，并逐渐过渡到正常的饮食模式。

5.换血不良反应

在进行换血时，可能出现一些不良反应，包括但不限于低钙血症、血糖异常、血小板减少、代谢性酸中毒、心力衰竭和呼吸暂停等。低钙血症可能导致肌肉抽搐和神经系统异常。血糖异常可能引起体内能量代谢紊乱，影响各组织器官的正常功能。血小板减少可能增加出血风险，尤其是在手术和创伤情况下。代谢性酸中毒可能导致酸碱平衡紊乱，影响心血管和呼吸系统。心力衰竭和呼吸暂停则可能与输注过程中心血容量的改变和血氧供应不足有关。

（四）新生儿黄疸的药物治疗

第一，酶诱导剂：苯巴比妥和尼可刹米。

第二，阻断肠肝循环：乳酸菌和双歧杆菌。

第三，清蛋白：主要适用于早期新生儿、早产儿和重度黄疸儿。

第四，静脉注射免疫球蛋白：主要用于溶血病。

第五，肾上腺皮质激素：不常用。

二、新生儿湿肺的治疗

通常而言，对患TTN的新生儿支持只需要提供充足的氧合来维持动脉氧分压＞70～80mmHg和维持日常新生儿照顾。虽然也提倡用利尿剂，当肺液能够通过淋巴再吸收时，但也不一定需要给予利尿剂，当肺液清除后，胸片异常和临床表现也在72h内消失。根据血气分析结果进行酸中毒的纠正治疗。TTN是哮喘的独立危险因素，且明显与儿童哮喘和哮喘的发展有关，尤其是男婴儿。

三、新生儿乳糜胸的治疗

第一，反复胸/腹腔穿刺。反复胸/腹腔穿刺不仅是诊断措施，也是有效的治疗手段，多数能自愈，预后较好。闭式胸腔引流适用于经多次胸腔穿刺放液但乳糜仍增长迅速者。

第二，营养支持疗法。营养支持疗法主张乳糜胸/腹患儿应该禁食，输血浆、清蛋白或应用肠道外营养等。也可喂以中链三酰甘油（MCT）或脱脂奶，但乳糜胸/腹腔积液增多时，仍应禁食，一般约2周。

第三，药物治疗。近年来国内外有资料提出应用生长抑素或奥曲肽，为人工合成生长抑素持续静脉滴注治疗乳糜胸或乳糜腹。其作用机制尚未完全明了，可能系生长抑素能通过减少胃液、小肠液和胰液的分泌，或通过降低门脉压力、减少内脏血流而减少淋巴循环。生长抑素开始剂量为3.5μg/（kg·h），可逐渐增加剂量至最大剂量12μg/（kg·h）。奥曲肽剂量为0.3μg/（kg·h）。需要注意的是，应用奥曲肽治疗先天性乳糜胸安全有效，可减少乳糜胸所致水电解质紊乱，且能较早地拔除引流管。应用生长抑素可能发生的不良反应有胆石症、肝脏损害（包括胆汁淤积）、肾损害、暂时葡萄糖不耐受、甲状腺功能降低和NEC，因此仅适用于对其他内科治疗无效者。

第四，手术治疗。若保守疗法无效，应在患儿营养状况尚好时行手术修补瘘管。迁延性和严重的乳糜胸，保守治疗2~4周后可考虑外科干预。可供选择的方式有：胸导管结扎（胸廓切开或胸腔镜）、胸膜固定术、胸膜腹膜分流术、胸膜部分切除和胸膜擦伤。

第三章　儿科呼吸系统疾病

儿科呼吸系统疾病是儿童时期常见的疾病之一，严重影响了儿童的身体健康和生长发育。随着环境因素和生活方式的改变，儿科呼吸系统疾病的发病率逐年上升，成为全球关注的公共卫生问题。为了更好地了解和管理儿科呼吸系统疾病，提高儿童健康水平，本章重点围绕儿科呼吸系统的常见疾病以及儿科呼吸系统疾病的检验、用药特点展开论述。

第一节　儿科呼吸系统的常见疾病

儿科呼吸系统的常见疾病包括但不限于以下类别：

第一，感冒：感冒是一种常见的上呼吸道感染疾病，主要由于人体受凉或接触其他上呼吸道感染患者，导致病毒、细菌等病原体侵入体内而引发。小儿感冒是感冒的一种特殊表现形式，通常是由于小儿免疫系统尚未发育完全，抵抗力较弱，容易受到病毒和细菌的侵袭。小儿感冒常常会导致鼻黏膜充血、水肿，分泌物增多，从而出现流涕、鼻塞、打喷嚏、头疼等症状，这些症状不仅会严重影响小儿的日常生活和健康，还可能引发其他并发症，如中耳炎、支气管炎等。因此，对小儿感冒的治疗和预防显得尤为重要。对于小儿感冒的治疗，一般采用药物治疗和护理治疗相结合的方法。药物治疗主要是使用抗感冒药物、解热镇痛药等来缓解症状，如小儿氨酚黄那敏颗粒、布洛芬等。护理治疗主要是保持室内空气流通、给患儿多喝水、注意饮食调理等，以帮助患儿恢复健康。预防小儿感冒的措施包括保持室内空气流通、注意患儿的饮食和穿着、避免接触其他上呼吸道感染患者等。此外，适当的锻炼和户外活动也可以增强患儿的体质和免疫力，预防感冒的发生。

第二，小儿支气管炎：小儿支气管炎是一种常见的呼吸系统疾病，主要是由于身体免疫力较低，使病毒乘虚而入，或者感冒没有得到及时治疗，病原体进入支气管，从而刺激到支气管，使支气管发炎。在炎症分泌物刺激下，支气管痉挛，导致咳嗽、气喘等症状的出现。小儿支气管炎的发病原因有很多，其中免疫力较低是主要原因之一。小儿的免疫系统尚未发育完全，容易受到病毒的侵袭。当小儿免疫力较低时，病毒更容易乘虚而入，引发支气管炎。此外，感冒也是小儿支气管炎的常见诱因之一。如果感冒没有得到及时治疗，病原体可能进入支气管，引发炎症。在炎症分泌物刺激下，支气管发生痉挛，导致咳嗽、气喘等症状的出现。这些症状可能会影响小儿的日常生活和学习。如果症状持续加重，需要及时就医，以免延误治疗。此外，为了预防小儿支气管炎的发生，家长需要注意以下方面：首先，要加强小儿的免疫力，保证充足的睡眠和适当的运动，饮食要均衡，避免营养不良。其次，要注意小儿的保暖和健康，及时增减衣物，避免感冒。最后，如果小儿出现咳嗽、气喘等症状，要及时就医，以免延误治疗。

第三，小儿肺炎：小儿肺炎是一种常见的呼吸系统疾病，通常是由于感冒没有彻底治愈反复发作，导致支气管炎症没有消除，并且扩散到肺部所引发的，这种疾病对于小儿的健康有着很大的影响，因此需要及时治疗。小儿肺炎的症状通常包括咳嗽、发热、呼吸困难等。咳嗽是小儿肺炎最常见的症状之一，通常会出现持续性的干咳或痰咳。发热也是小儿肺炎常见的症状之一，体温可能会达到38℃以上。呼吸困难则是小儿肺炎较为严重的症状之一，如果病情严重，可能会出现呼吸急促、口唇发绀等症状。小儿肺炎的病因有很多，其中感冒是主要的诱因之一。感冒如果没有得到及时有效的治疗，病毒或细菌会继续侵袭呼吸道，导致支气管炎症，进而引发肺炎。此外，营养不良、免疫力较低、过敏等因素也可能导致小儿肺炎的发生。

第四，急性扁桃体炎：急性扁桃体炎是一种常见的疾病，主要发生在1周岁以上的幼儿中。这种疾病通常在季节交替时更容易发生，因为此时天气变化无常，容易导致免疫力下降，从而增加了感染的风险。急性扁桃体炎主要分为细菌感染和病毒感染两种类型。细菌感染通常是由链球菌引起的，病毒感染则可能由腺病毒、流感病毒等引起。这些病原体通过飞沫传播或接触污染物体表面传播，一旦进入人体，就会在扁桃体部位引起炎症反应。急性扁桃体炎的发展可能会导致急性扁桃腺炎，这是一种更为严重的疾病。患者可能会出现突然发烧，体温高达39℃~40℃，同时伴有头痛、肌肉痛、喉咙痛、恶心等症状。这些症状可能会持续数天，甚至需要使用抗生素和其他药物进行治疗。

第二节　儿科呼吸系统疾病的检验

一、儿科呼吸系统疾病的血液检验

血液检验在儿科诊断中扮演着重要的角色。通过进行血液检验，医生可以获得关于患儿感染情况的重要信息，这对于制定正确的治疗方案至关重要。

血常规是血液检验的基本项目之一。通过测量血液中不同类型血细胞的数量，医生可以了解患儿是否存在感染。例如，白细胞计数升高可能表明存在感染，而红细胞计数和血红蛋白浓度可以反映患儿的贫血状况。

血沉[①]也是血液检验的重要指标之一。在感染的情况下，血沉通常会加快，这有助于医生判断感染的严重程度。

C反应蛋白是一种敏感的炎症标志物，它在感染或炎症时水平会升高。通过测量C反应蛋白的水平，医生可以了解患儿的感染或炎症情况，这对于判断病情和指导治疗具有重要意义。

除了以上指标外，血液检验还可以包括其他项目，如免疫学检查、生化检查等，以帮助医生更全面地了解患儿的病情。

总而言之，血液检验是儿科诊断中不可或缺的一部分。通过这些检查，医生可以获得关于患儿感染情况的重要信息，从而制定正确的治疗方案，帮助患儿早日康复。

二、儿科呼吸系统疾病的痰液检验

痰液检验是儿科呼吸系统疾病诊断和治疗的重要手段之一。通过痰液的细菌培养和涂片检查，可以确定病原菌，指导临床用药，为患儿的康复提供有力支持。

痰液检验的第一步是采集痰液标本。对于儿科患者，通常采用雾化吸入后咳痰或经鼻导管吸痰的方式采集痰液。采集到的痰液标本需要进行及时的处理和送检，以避免细菌繁殖和污染。

---

① 血沉是指红细胞在血液中的沉降速度，它与感染的严重程度有关。

痰液的细菌培养是确定病原菌的重要方法。通过将痰液接种在培养基上进行培养，可以分离出病原菌并进行鉴定。培养结果可以为临床医生提供准确的用药指导，选择敏感的抗生素进行治疗。除了细菌培养，痰液的涂片检查也是一种常用的诊断方法。通过涂片染色，可以在显微镜下观察到病原菌的形态和数量，为临床医生提供初步的诊断依据。在痰液检验的过程中，需要注意一些细节问题。例如，采集痰液标本时要避免口腔和鼻咽部的污染，确保标本的质量。此外，对于一些特殊类型的呼吸系统疾病，如肺结核等，痰液的检验结果可能存在假阴性或假阳性的情况，需要结合其他检查结果进行综合判断。

总而言之，儿科呼吸系统疾病的痰液检验对于确定病原菌、指导临床用药具有重要意义。通过科学、准确的检验方法，可以为患儿提供及时、有效的治疗，促进患儿的康复。

三、儿科呼吸系统疾病的肺功能检验

在儿科医学领域，肺功能检查是一种重要的评估手段，用于检测和评估儿童的肺功能状况。通过肺功能检查，医生可以了解儿童的肺通气、换气功能以及呼吸系统对各种刺激的反应，从而有助于诊断和治疗各种呼吸系统疾病。

哮喘是儿童时期最常见的慢性呼吸系统疾病之一，其特征是反复发作的喘息、咳嗽和胸闷等症状。通过肺功能检查，医生可以评估儿童的肺功能状况，判断是否存在气道阻塞或过敏反应等哮喘的典型特征，有助于医生制定正确的治疗方案，控制哮喘的发作并提高儿童的生活质量。

除了哮喘，肺功能检查还可以用于诊断其他儿科呼吸系统疾病，如慢性阻塞性肺疾病、呼吸道感染等。对于这些疾病，肺功能检查可以提供重要的诊断信息，帮助医生制定合适的治疗计划，并监测治疗效果。

在进行肺功能检查时，通常需要使用肺活量计、呼吸机等设备来测量儿童的呼吸功能。医生会指导儿童进行一些呼吸动作，如深呼吸、快速呼吸等，以评估儿童的肺功能状况。

总而言之，肺功能检查在儿科呼吸系统疾病的诊断和治疗中具有重要作用。通过肺功能检查，医生可以了解儿童的肺功能状况，评估各种呼吸系统疾病的严重程度，并制定正确的治疗方案。这对于控制疾病的发展、提高儿童的生活质量具有重要意义。

第三节　儿科呼吸系统疾病的常用药物

一、儿科呼吸系统疾病常用的抗感染药物

"抗感染药物系指具有杀灭或抑制各种病原微生物的作用，可以口服、肌内注射、静脉注射等全身应用的各种抗生素以及其他化学合成药"[①]。

（一）抗感染药物的种类

抗感染药物的种类有很多种，包括β–内酰胺类抗生素、氨基糖苷类抗生素、大环内酯类抗生素及喹诺酮类，常用抗病毒药物有利巴韦林、阿昔洛韦、更昔洛韦，抗真菌药物有克霉唑、酮康唑等，此外还有抗结核药物、抗寄生虫药物等。

在选用抗感染药物时，应根据具体感染情况以及药敏试验，选用相对应的抗感染药物进行治疗。同时，需要注意药物的不良反应，避免发生严重不良后果。

（二）抗感染药物的用药措施

1.要严格按照适应证

如小儿最常见的疾病是急性上呼吸道感染，即"感冒"，90%以上是病毒引起，治疗主要是抗病毒及对症处理，一般不需用抗生素。抗病毒可选用利巴韦林口服3～5d，该药不主张静脉点滴，以免引起血液系统疾病等副作用。还可酌情选用一些具有疏风解表、清热解毒作用的中成药。例如，感冒冲剂、小儿清热解毒口服液、双黄连、咽扁冲剂、清开灵冲剂等。如果患儿病情较重，继发有细菌感染，则需要在医生指导下运用抗生素治疗。此外，小儿另一常见病腹泻，有些需要抗感染治疗，还有相当一部分是不需用抗菌药的。至于孩子属于哪种腹泻，是否需抗感染治疗，要化验大便，经医生检查后才能最后诊断，不能随便买抗生素给孩子服用。

2.远离四大类抗感染药

儿童处于生长发育的特殊时期，机体的免疫力较低，易患呼吸道感染等疾病。孩子生病，有的家长习惯自己选药为孩子治疗。但专家提醒家长，由于儿童各脏器的发育尚不完善，对药物的毒副作用较敏感，故应慎用或禁用下列四大类抗感染药：

（1）氨基糖苷类。氨基糖苷类药包括庆大霉素、阿米卡星、链霉素等。因

---

① 张姣姣.儿科呼吸疾病诊断与治疗[M].汕头：汕头大学出版社，2019：209.

此，6岁以下的儿童禁止使用这类药品，这类药品具有较强的耳毒性和肾毒性，故儿童使用这类药后，可发生耳聋或肾功能衰竭等病症。

（2）大环内酯类。大环内酯类药包括红霉素、罗红霉素、阿奇霉素等。这类药对肝脏有较大的毒性作用。儿童长时间或大剂量使用大环内酯类药，可发生肝功能衰竭等病症，严重者可危及生命。

（3）酰胺醇类。酰胺醇类药包括氯霉素、甲砜霉素等。这类药的毒性较大，目前临床已经很少应用。儿童使用酰胺醇类药后，可出现再生障碍性贫血、灰婴综合征等病症。

（4）喹诺酮类。喹诺酮类药包括诺氟沙星、环丙沙星、氧氟沙星、左氧氟沙星、洛美沙星、氟罗沙星等。这类药可使儿童的骨关节发生病变。故喹诺酮类药具有影响儿童生长发育的副作用。

3.选药要适当

对感染性疾病患儿使用抗感染药物是明智的选择，但选用药物必须得当才能起到预期疗效。在应用抗生素方面正确的做法应当是在病原学诊断后及时调整治疗方案，选用窄谱、低毒的药物来完成治疗。如需联合应用，应以疗效好、副作用小为原则，为防止累积毒性作用，严禁联合使用对同一器官均有毒性的抗生素，如头孢唑啉与阿米卡星都具有较重的肾毒作用，应尽量避免联合使用。

4.药物的稳定性特点

合理的应用不仅要从病原菌的敏感性考虑，还应从药物药效等特征、药代动力学、药物稳定性等多方面考虑。

（1）抗生素药物。儿科常用抗菌药物在β-内酰胺类中最常用的如各种青霉素与头孢菌素类，单环菌素类如氨曲南（君刻单）与碳青烯类如美罗配能在儿科应用较少。与β-内酰胺酶抑制剂组成的复合抗生素如阿莫西林克拉维酸（安美汀）、替卡西林/克拉维酸钾（复方替卡西林）与头孢哌酮钠/舒巴坦钠（舒普深）在重症儿科感染性疾病中也可应用。对不同种类的青霉素以及不同的头孢菌素抗菌谱各不相同。

第一，如有作用于革兰阳性、革兰阴性球菌的青霉素、青霉素V，有耐青霉素酶的苯唑西林、氯唑西林，但对敏感细菌作用不及青霉素的作用强。有广谱的氨苄西林、阿莫西林，对革兰阳性球菌的作用不及青霉素，但对革兰阴性杆菌有较强的抗菌作用。可用于革兰阴性菌（除铜绿假单胞菌外）所致各种感染。所以应根据不同的敏感细菌选择青霉素类抗生素。

第二，对头孢菌素类也分一、二、三、四代，第一代头孢菌素对革兰阳性菌作用较强，对铜绿假单胞菌和厌氧菌耐药，对β-内酰胺酶易致耐药，对肾脏具有一定毒性，特别是头孢噻啶。儿科临床广泛应用头孢氨苄、头孢唑啉、头孢拉定，第二代头孢菌素特点对革兰阳性菌和多数肠杆菌科细菌有相同抗菌活性，但对铜绿假单胞菌耐药居多，对各种β-内酰胺酶较稳定，肾毒性小。儿科常用头孢克洛、头孢呋辛，组织渗透性高，可渗透入脑脊液，小儿化脓性脑膜炎为首选药物。此外头孢呋辛酯（新菌灵）儿童适合口服制剂，可作为头孢呋辛（西力欣）序贯用药。第三代头孢菌素1980年以后才陆续合成。其特点对革兰阳性菌虽具有相当抗菌活性，但比第一代弱，但对革兰阴性某些菌（包括肠杆菌和绿脓杆菌）均有较强抗菌作用，优于第一、二代，能渗入炎性脑脊液中，可治疗敏感菌所致中枢神经系统感染，对β-内酰胺酶高度稳定。肾毒性低，儿科在重症感染时常选用三代头孢菌素，特别选用长效制剂头孢曲松钠，一天一次，减少静脉穿刺的痛苦。第四代广谱头孢菌素如头孢吡肟在儿科重症感染疾病中也已有应用。

第三，氨基糖苷类抗生素抗菌谱广，抗菌活性强，对大多数G^+、G^-菌以及结核菌有效。

第四，大环内酯类抗生素抗菌谱较窄，主要作用于G^+、G^-球菌，但对支原体、衣原体及军团菌有效，临床上应用亦为广泛。

第五，喹诺酮类抗菌谱广，抗菌活性强，在目前来讲对多种耐药菌株有抗菌活性。至于该类药物对儿童关节软骨的影响，虽有基础研究的资料，但缺乏临床证据。儿童不是喹诺酮类所致关节毒性的唯一受害者，成人亦不幸免。正确掌握适应证、剂量、疗程，防止滥用才会安全。

（2）从药效动力学的因素考虑。药物的剂量、剂型、给药途径与用药方案等均可影响药效，选择合理的剂量、给药途径以及用药方案以达到最佳疗效。抗生素按其杀菌活性及持续效应可分以下三类：

第一，浓度依赖性杀菌并具有抗菌后效应特性。如氨基糖苷类、喹诺酮类，浓度愈高，杀菌率与杀菌范围相应增加，该类药物具有抗菌后效应，阻止细菌的继续生长，在使用时可延长间隔时间，这对儿童又是一大优点。

第二，时间依赖性和极短后效应者，如β-内酰胺类抗生素，它们对大多数细菌只有极小的浓度依赖性杀菌，再高的血浓度并不能更多、更快地杀灭细菌，这类抗生素缺乏后效应，抗菌浓度随时间下降而抗菌作用减弱。所以必须缩短用药间隔时间，每8h甚至每6h用药一次或持续静脉滴注。

第三，时间依赖性又有后效应者，如大环内酯类及万古霉素。因此，对于不同的药效动力学的药物应选用不同的用药方案。

（3）从药代动力学因素考虑。不同药物，不同个体，药物吸收、分布、代谢和排泄并不相同，临床上考虑药代动力学，根据半衰期长短给以不同的间隔期用药以达到持续的超过MIC的血药浓度，如青霉素的半衰期为1/2~1h，再大剂量经过6个半减期即6h亦将在体内基本清除，细菌又开始生长，因此保持有效血药浓度必须每4~6h用药一次，为用药方便一日仅给药1~2次，势必影响疗效。

（4）药物的稳定性。配制后抗生素其活性受温度、日光及溶液酸碱性等影响，所以临床上抗生素持续点滴来维持血浓度并不可取。例如，青霉素冲配后可产生青霉素烯酸和青霉素噻唑蛋白，较之新鲜冲配的活性减弱而过敏反应可能性却增加8倍以上。

5.儿科的个体化用药

在选择药物及用药剂量的时候，一般不宜将成人服用的药物直接给小儿服用，如按成人给药方式给药很容易发生蓄积中毒，所以要考虑儿童用药剂量，同时要考虑小儿的个体特点，如年龄的大小、身体的强弱、疾病的轻重、肝功能的好坏和以前用过哪些药及有无过敏史等。采用儿童个体化用药，还要注意小儿既往用药时对药物的耐受能力等，以便做到合理用药，获得理想的治疗效果。

然而随着人类基因组计划的完成和后基因组时代的到来，单纯从年龄、性别和健康状况等角度出发进行所谓的"个体化用药"已远远不够。大量的生物医学研究成果表明，绝大部分的药物反应个体差异是由遗传因素造成的，也就是说患者的药物代谢基因类型决定着药物反应的个体差异。

真正意义上的个体化用药是利用先进的分子生物学技术（包括DNA芯片技术）对不同个体的药物相关DNA（药物代谢酶、转运体和受体基因）进行解读，DNA不同，机体对特定药物的代谢能力不同，从而直接关系到药物的疗效和毒副作用的强弱。

此外，引起人体对抗感染药反应差异部分原因还在于特定DNA变异。若这些药在体内代谢较慢，代谢产物不易排出体外，容易积聚而引起副作用，如头晕、兴奋、失眠、心悸、腹痛、恶心，严重者则引起肝脏损伤；所以临床医生可以

43

根据病人DNA型资料实施给药方案，并"量体裁衣"式地对病人合理用药，如每个儿童适合服用哪种抗感染药物，或者服用这些药物的适合剂量，以提高药物疗效，降低药物毒副反应，同时减轻患儿的痛苦和经济负担，为孩子撑起安全用药的保护伞，让他们在灿烂阳光下健康成长。

二、儿科呼吸系统疾病常用的止咳化痰药物

小儿咳嗽是一种常见的症状，其本质是一种保护性反射动作，通过咳嗽将呼吸道中的异物或痰液排出，以保持呼吸道的通畅。然而，在某些情况下，咳嗽并非仅仅是保护性反射，而是由于呼吸道炎症、充血、水肿等原因引起的。此时，止咳治疗就变得尤为重要。

在止咳治疗中，我们需要综合考虑多种因素，包括祛痰、化痰、减轻呼吸道黏膜水肿等。这些措施有助于恢复气管内膜纤毛的作用，从而改善咳嗽症状。然而，止咳治疗并非简单地服用止咳药。我们需要分析咳嗽的原发因素，针对病因进行治疗。只有这样，才能真正达到治疗的目的，并使患者早日康复。因此，对于小儿咳嗽的治疗，需要综合考虑多种因素，包括咳嗽的性质、患者的症状、病因等。只有针对病因进行有效的治疗，才能真正改善患者的症状，并促进其康复。

（一）针对病因根治咳嗽

由各种病毒、细菌及其他微生物感染引起的呼吸道感染，如果感染局限在环状软骨以上（咽部以上），就是上呼吸道感染，如果感染发展至环状软骨以下（咽部以下），就是下呼吸道感染，即气管、支气管、毛细支气管、肺泡、肺间质感染，如果用大树做形象比喻，把大树倒过来，树根以上是上呼吸道，树根以下是下呼吸道，树干是气管，树枝是支气管，树叶梗是毛细支气管，树叶是肺泡，树叶间隙就相当于是肺间质。整个呼吸道都可遭受各种外来因素侵袭而发生病理变化，这些外来因素，并不单纯是病毒、细菌，还可以是各种微生物，也可以是各种理化因素、环境因素等，或者是由于病毒、细菌和各种因素导致呼吸道黏膜发生的病变，不能随着病毒、细菌和各种微生物的消亡而改善，导致呼吸道黏膜自身功能的损伤，就形成了经久不愈的咳嗽。因此，这就是即使用很高级的抗生素也难以治疗咳嗽的症结，必须改善呼吸道黏膜本身的功能，才能根治咳嗽。

（二）止咳祛痰药物的选择

小儿一般不适合使用中枢性镇咳药，如可待因、喷托维林、咳美芬等，婴幼儿的呼吸系统发育尚不成熟，咳嗽反射较差，气道管腔狭窄，血管丰富，纤毛运动较差，痰液不易排出，如果一咳嗽，便给予较强的止咳药，咳嗽虽暂时得以停止，但气管黏膜上的纤毛上皮细胞的运痰功能和支气管平滑肌的收缩蠕动功能受到了抑制，痰液不能顺利排出，大量痰液蓄积在气管和支气管内，影响呼吸功能。联邦止咳露中含有可待因，要注意服用剂量和时间，一般较剧烈的刺激性干咳可选用这类止咳药。但要在治疗原发病的基础上使用。小儿咳嗽适合选用兼有祛痰、化痰作用的止咳药，糖浆优于片剂，糖浆服用后附着在咽部黏膜上，减弱了对黏膜的刺激作用，本身就可达镇咳目的，服用时不要用水稀释，也不要用水送服。

按中医理论，把咳嗽分为热咳、寒咳、伤风咳嗽和内伤咳嗽，选用中药止咳糖浆时，因药性不同，也有寒、热、温、凉之分，须对症服用。消咳喘药性偏热，不能用于小儿的发热咳嗽、痰黄带血者。另外，百日咳糖浆药性偏温，用于伤风感冒引起的咳嗽比较适宜，如果是风热感冒引起的咳嗽，则不可服用。虚证咳嗽多为慢性咳嗽，且咳嗽无力，并伴虚弱多汗，四肢发凉，此时宜用桂龙咳喘丸、固肾咳喘丸等。

（三）止咳化痰药物的类别

第一，蛇胆川贝液。蛇胆川贝液具有祛风镇咳、除痰散结之功效，主治风热咳嗽、咳嗽多痰等症，对于风寒引起的咳嗽、咳白稀痰、夜重日轻者切勿使用。

第二，复方枇杷膏。复方枇杷膏具有清肺、止咳、化痰之功效，适用于风热咳嗽、咽喉干燥、咳嗽不爽等证。鲜竹沥药性偏寒，有清热润肺、化痰止咳作用，适用于燥咳及痰黄带血者，风寒咳嗽则不宜服用。

第三，伤风止咳糖浆。伤风止咳糖浆也叫异丙嗪糖浆，以止咳为主，兼顾化痰，并有镇静作用，适用于夜间咳嗽多痰、影响睡眠及由于过敏引起的支气管炎等病，小儿用药要掌握好剂量。

第四，川贝枇杷糖浆。川贝枇杷糖浆由川贝母、杏仁、桔梗、枇杷叶等中药原料制成，有止咳祛痰作用。适用于伤风感冒、支气管炎、肺炎以及胸膜炎等咳嗽，没有不良反应。

第五，半夏露。半夏露具有爽口润喉、止咳化痰之功效，适用于各种急性、慢性支气管炎、肺炎引起的痰多咳嗽、痰液黏稠不易咳出者。

第六，麻杏止咳糖浆。麻杏止咳糖浆由杏仁等中药为主组成，不仅能止咳，还有平喘作用，适用于儿童咳嗽气喘等症。

第七，复方百部止咳糖浆。复方百部止咳糖浆由百部、桔梗、杏仁、麦冬、知母、陈皮、桑白皮等中药组成，适用于肺热、咳嗽痰多而黏稠的患儿，对久治不愈的百日咳也有效。

第八，贝母止咳糖浆。贝母止咳糖浆由川贝母、桑皮、陈皮等中药组成，具有清热散结、润肺化痰的功效，对咳嗽日久的小儿最适宜。

以上药物用量都可参照说明书的用量服用，不同年龄不同剂量，不能统一规定，一般每日可服3～5次。

三、儿科呼吸系统疾病常用的平喘药物

治疗儿童平喘的药物可分为控制药物和缓解药物两大类。平喘控制药物通过抗炎作用达到控制哮喘的目的，需要每日用药并长期使用，主要包括吸入和全身用糖皮质激素、白三烯调节剂、长效β2受体激动剂、缓释茶碱及抗IgE抗体等。缓解药物按需使用，用于快速解除支气管痉挛、缓解症状，常用的药物有：短效吸入β2受体激动剂、吸入抗胆碱能药物、短效茶碱及短效口服β2受体激动剂等。

儿童对许多哮喘药物（如糖皮质激素、β2受体激动剂、茶碱）的代谢快于成人，年幼儿童对药物的代谢快于年长儿。吸入治疗时进入肺内的药物量与年龄密切相关，年龄越小，吸入的药量越少。

（一）平喘药物的用药方法

哮喘的治疗药物可通过吸入、口服或肠道外（静脉、皮下、肌内注射、透皮）给药，其中吸入给药是哮喘治疗最重要的方法。吸入药物直接作用于气道黏膜，局部作用强，全身不良反应少。几乎所有儿童均可以通过教育正确使用吸入治疗。儿童哮喘吸入治疗时要注意吸入装置的选择。

（二）平喘的长期控制药物

第一，吸入性糖皮质激素（ICS）。ICS是哮喘长期控制的首选药物，可有效控制哮喘症状、改善生命质量、改善肺功能、减轻气道炎症和气道高反应性、

减少哮喘发作、降低哮喘死亡率。但目前而言，ICS并不能根治哮喘。ICS对间歇性、病毒诱发性喘息的疗效仍有争论。ICS通常需要长期、规范使用才能起预防作用，一般在用药1～2周后症状和肺功能有所改善。

第二，白三烯调节剂。白三烯调节剂可分为白三烯受体阻滞剂（LTRA，如孟鲁司特、扎鲁司特）和白三烯合成酶（5-脂氧化酶）抑制剂。白三烯调节剂是一类新的非激素类抗炎药，能抑制气道平滑肌中的白三烯活性，并预防和抑制白三烯导致的血管通透性增加、气道嗜酸性粒细胞浸润和支气管痉挛。目前应用于儿童临床的主要为LTRA，可单独应用于轻度持续哮喘的治疗，尤其适用于无法应用或不愿使用ICS，或伴过敏性鼻炎的患儿。但单独应用的疗效不如ICS。LTRA可部分预防运动诱发性支气管痉挛。与ICS联合治疗中重度持续哮喘患儿，可以减少糖皮质激素的剂量，并提高ICS的疗效。此外，有证据表明LTRA可减少2～5岁间歇性哮喘患儿的病毒诱发性喘息发作。该药耐受性好，副作用少，服用方便。目前临床常用的制剂为孟鲁司特钠片：①≥15岁，10mg，Qd；②6～14岁，5mg，Qd；③2～5岁，4mg，Qd。孟鲁司特钠颗粒剂（4mg）可用于1岁以上儿童。

第三，长效β2受体激动剂（LABA）。长效β2受体激动剂包括沙美特罗和福莫特罗。LABA目前主要用于经中等剂量吸入糖皮质激素仍无法完全控制的≥5岁儿童哮喘的联合治疗。由于福莫特罗起效迅速，可以按需用于急性哮喘发作的治疗。ICS与LABA联合应用具有协同抗炎和平喘作用，可获得相当于（或优于）加倍ICS剂量时的疗效，并可增加患儿的依从性，减少较大剂量ICS的不良反应，尤其适用于中重度哮喘患儿的长期治疗。鉴于临床有效性和安全性的考虑，不应单独使用LABA。目前有限的资料显示了5岁以下儿童使用LABA的安全性与有效性。

第四，茶碱。茶碱可与糖皮质激素联合用于中重度哮喘的长期控制，有助于哮喘控制，减少激素剂量，尤其适用于预防夜间哮喘发作和夜间咳嗽。控制治疗时茶碱的有效血药浓度在28～55μmol/L（5～10mg/L）。最好用缓释（或控释）茶碱，以维持昼夜的稳定血液浓度。但茶碱的疗效不如低剂量ICS，而且副作用较多，如厌食、恶心、呕吐、头痛及轻度中枢神经系统功能紊乱、心血管反应（心律失常、血压下降）。也可出现发热、肝病、心力衰竭，过量时可引起抽搐、昏迷甚至死亡。合并用大环内酯类抗生素、西咪替丁及喹诺酮药时会增加其不良反应，与酮替芬合用时可以增加清除率，缩短其半衰期，应尽量避免同时使

47

用或调整用量。

第五，长效口服β2受体激动剂。长效口服β2受体激动剂包括沙丁胺醇控释片、特布他林控释片、盐酸丙卡特罗、班布特罗等。可明显减轻哮喘的夜间症状。但由于其潜在的心血管、神经肌肉系统等不良反应，一般不主张长期使用。口服β2受体激动剂对运动诱发性支气管痉挛几乎无预防作用。盐酸丙卡特罗：口服15~30min起效，维持8~10h，还具有一定抗过敏作用。①≤6岁：1.25μg/kg，每日1~2次；②>6岁：25μg或5mL，每12h用1次。班布特罗是特布他林的前体药物，口服吸收后经血浆胆碱酯酶水解、氧化，逐步代谢为活性物质特布他林，口服作用持久，半衰期约13h，有片剂及糖浆，适用于2岁以上儿童。2~5岁：5mg或5mL；>5岁：10mg或10mL，Qd，睡前服用。

第六，全身用糖皮质激素。长期口服糖皮质激素仅适用于重症未控制的哮喘患者，尤其是糖皮质激素依赖型哮喘。为减少其不良反应，可采用隔日清晨顿服。但因长期口服糖皮质激素副作用大，尤其是正在生长发育的儿童，因此应选择最低有效剂量，并尽量避免长期使用。

第七，抗IgE抗体（Omalizumab）。对IgE介导的过敏性哮喘具有较好的效果。由于价格昂贵，仅适用于血清IgE明显升高、吸入糖皮质激素无法控制的12岁以上重度持续性过敏性哮喘患儿。

第八，抗过敏药物。口服抗组胺药物，如西替利嗪、氯雷他定、酮替芬等对哮喘的治疗作用有限，但对具有明显特应症体质者，如伴变应性鼻炎和湿疹等患儿的过敏症状的控制，可以有助于哮喘的控制。

第九，变应原特异性免疫治疗（SIT）。SIT可以预防对其他变应原的致敏。对于已证明对变应原致敏的哮喘患者，在无法避免接触变应原和药物治疗症状控制不良时，可以考虑针对变应原的特异性免疫治疗，如皮下注射或舌下含服尘螨变应原提取物，治疗尘螨过敏性哮喘。一般不主张多种变应原同时脱敏治疗。皮下注射的临床疗效在停止特异性免疫治疗后可持续6~12年甚至更长时间，但是5岁以下儿童SIT的有效性尚未确立。应在良好环境控制和药物治疗的基础上，再考虑对确定变应原致敏的哮喘儿童进行SIT。要特别注意可能出现的严重不良反应，包括急性全身过敏反应（过敏性休克）和哮喘严重发作。

第四章　儿科消化系统疾病

由于儿童正处于生长发育阶段，他们的消化系统与成人相比具有不同的特点，对于儿科医生而言，了解和掌握儿科消化系统疾病的特点和治疗方法是至关重要的。本章重点探讨儿科消化系统的常见疾病、儿科消化系统疾病的检验、儿科消化系统疾病的用药特点。

第一节　儿科消化系统的常见疾病

一、儿科消化道出血

消化道出血是指由消化道及其他系统疾病致呕血和/或便血。临床表现视其出血量的不同而定，出血量大、速度快，可致出血性休克；若少量慢性出血，则无明显的临床症状，仅有粪隐血阳性，部分患儿可出现慢性贫血的表现。根据出血部位的不同分为上消化道出血和下消化道出血。

（一）消化道出血的常见病因

第一，消化道局部病变。消化道局部病变主要包括：①食管。胃食管反流和各种病因所致食管炎，门脉高压所致食管下段静脉曲张破裂，食管贲门黏膜撕裂症，食管裂孔疝等。②胃和十二指肠。胃和十二指肠是消化道出血最常见的部位。各种原因所致胃溃疡或胃炎、十二指肠球炎或溃疡（大多由过量的胃酸和幽门螺杆菌感染所致）、胃肿瘤等。③肠。肠有多发性息肉、肠管畸形、梅克尔憩室、肠套叠，各种肠病，如急性肠炎、克罗恩病、溃疡性结肠炎、急性坏死性小肠结肠炎、直肠息肉、痔、肛裂及脱肛等。

第二，感染性因素。各种病原微生物引起的肠道感染（如痢疾、肠伤寒、阿米巴痢疾等）。

第三，全身性疾病：①血液系统疾病。血管异常，如过敏性紫癜、遗传性出血性毛细血管扩张症；血小板异常，如原发性或继发性血小板减少、血小板功能障碍；凝血因子异常，如先天性或获得性凝血因子缺乏等。②结缔组织病：系统性红斑狼疮，结节性多动脉炎，贝赫切特综合征（白塞病）等。③其他。例如，食物过敏、严重肝病、尿毒症等。

（二）消化道出血的主要分类

第一，假性胃肠道出血。可由咽下来自鼻咽部的血液（如鼻出血时）引起。新生儿吞咽的来自母亲的血液也是假性胃肠道出血的原因。进食红色食物（如甜菜根、红凝胶）或某些药物后的呕吐物可类似呕血；进食铁剂、铋剂、黑莓或菠菜后排出的大便可类似黑粪。

第二，真性上消化道出血。出血发生于屈氏韧带以上。常见病因包括食管炎、胃部腐蚀性病变、消化性溃疡、Mallory-Weiss综合征（严重呕吐导致食管胃连接处或略低部位一处或多处黏膜撕裂，表现为呕血或黑粪）或食管静脉曲张。

第三，真性下消化道出血。出血发生于屈氏韧带以下。轻微出血表现为大便带血丝或排便后出几滴血，多由肛裂或息肉引起。炎症性疾病，如炎症性肠病、感染性结肠炎表现腹泻，粪便中混有血液。严重出血（便血或粪便中有血凝块）的病因包括炎症性肠病、梅克尔憩室、溶血尿毒综合征、过敏性紫癜和感染性结肠炎。

（三）消化道出血的临床表现

第一，慢性出血。慢性、反复小量出血，可无明显临床表现，但久之可导致患儿贫血、营养不良。粪便外观正常或颜色稍深，隐血试验为阳性。

第二，急性出血，主要包括：①呕血。呕血为上消化道出血的主要表现，呕出血为鲜红或咖啡样，主要取决于血在胃内停留时间，时间短则为鲜红，反之则为咖啡样。②便血。可为鲜红色、暗红色、果酱样和柏油样，主要取决于出血部位及血液在胃肠腔内停留的时间，上消化道出血或血液在肠腔停留时间长者表现为暗红色或柏油样，下消化道出血或血液在肠腔停留时间短者为红色，越近肛门出血颜色越鲜红。③发热。根据原发病和出血量多少可出现不同程度发热，感染性疾病所致出血常伴高热，大量出血由于血红蛋白分解吸收常导致低热，少量出血一般不导致发热。④腹痛。肠腔内积血刺激导致肠蠕动增强，引起痉挛性疼痛和腹泻。⑤氮质血症。大量出血时，血红蛋白分解吸收引起血尿素氮增高；出血导致休克，肾血流减少，肾小球滤过率下降，休克时间过长，导致肾小管坏死等均可导致氮质血症。⑥失血性休克。出血量＜10%时，无明显的症状和体征；出血量达10%～20%以内时，出现脸色苍白、脉搏增快、肢端发凉、血压下降；出血量达20%～25%以内时，出现口渴、尿少、脉搏明显增快、肢端凉、血压下降、脉压差减小；出血量达25%～40%时，除上述症状外，还出现明显休克症状；出血量＞40%时，除一般休克表现外，还有神志不清，昏迷，无尿，血压测不出。

（四）消化道出血的检查项目

1.实验室检查

（1）血常规检查：血红蛋白、红细胞计数、血细胞比容均下降，网织红细胞增高。

（2）粪常规：粪便呈黑色、暗红或鲜红色，隐血试验阳性。

（3）肝、肾功能检查：除原发肝病外，消化道出血时肝功能大多正常。

2.特殊检查

（1）内镜检查。内镜检查主要包括以下几个方面：

第一，胃镜检查：对食管、胃和十二指肠出血的部位、原因和严重程度均有较准确的判断。一般在消化道出血12～48h内进行检查，其阳性率较高，但应掌握适应证。原则上患儿休克得到纠正，生命体征稳定而诊断不确定，需要决定是否手术治疗时应尽早进行胃镜检查，以利做出正确诊断，给予及时合理的治疗，并可预防出血的复发。

第二，小肠镜检查：由于设备的限制，现在小儿小肠镜只能到达屈氏韧带，在一个较有限的范围内检查，真正意义上的小儿全小肠镜检查目前尚未开展。胶囊式的电子内镜对全消化道检查，尤其是对小肠的检查填补了传统内镜的不足，有待普及开展。

第三，肠镜检查：对以便血为主的下消化道出血，采用结肠镜检查可较准确诊断结肠病变，并可针对病变的种类采取相应的内镜下止血治疗，如电凝、激光、微波等。

（2）X线检查。X线检查必须在患儿病情稳定、出血停止后1～2天进行，钡餐可诊断食管及胃底静脉曲张，胃、十二指肠和小肠疾病。钡灌肠可对直肠及结肠息肉、炎性病变、肠套叠、肿瘤和畸形做出诊断。但诊断的准确率不如内镜，而对消化道畸形的诊断价值较高。空气灌肠对肠套叠有诊断和复位作用。

（3）造影。通过选择性血管造影可显示出血的血管，根据情况可栓塞治疗。

（4）核素扫描。用放射性^{99m}Tc扫描，可诊断出梅克尔憩室和肠重复畸形；当活动性出血速度<0.1mL/min者，用硫酸胶体Tc静脉注射能显示出血部位；对活动性出血速度≥0.5mL/min者，^{99m}Tc标记红细胞扫描，能较准确标记出消化道出血的部位。

（五）消化道出血的治疗方式

1.消化道出血的一般抢救

对严重出血或存在低血容量的患儿，要保持呼吸道通畅、维持呼吸和循环功能，给予面罩给氧，建立两条通畅的静脉通道；取血查全血细胞计数、血小板计数、交叉配血、凝血酶原时间（PT）、部分凝血活酶时间（PTT）、肝功能检查，并测定电解质、尿素氮和肌酐。一次血红蛋白或血细胞比容正常不能排除严重出血。治疗可给生理盐水或乳酸盐林格液每次10mL/kg，静脉输入，至患儿情况稳定。如持续出血应输全血。

另外，置留胃管，可判断出血情况、胃减压、温盐水灌洗，给凝血药物，抽出胃酸和反流入胃的物质。选择胃管时直径要尽可能大，距末端5cm处需留置侧孔，以温生理盐水5mL/kg洗胃。为防止低体温，请勿使用冷盐水洗胃。洗胃时胃内液体不能排空多是胃管阻塞引起，可更换胃管。严密观察生命体征和病情变化，心电、呼吸、血压监测、血气分析、出入量记录（注意尿比重）。

补充血容量，纠正酸碱平衡失调：输液速度和种类应根据中心静脉压和每小时尿量来决定。如已出现低血容量休克，应立即输血。成人一般须维持PCV>30%，Hb>70g/L，儿童应高于此标准，并根据病情进行成分输血。

2.消化道出血的饮食管理

休克、胃胀满、恶心患儿禁食；非大量出血者，应尽快进食；有呕血者，一旦呕血停止12～24h，可进流食；食管静脉曲张破裂者应禁食，在出血停止2～3天后，仅给低蛋白流食为宜。

3.消化道出血的药物治疗

药物治疗目的是减少黏膜损伤，提供细胞保护或选择性减少内脏出血。

（1）减少内脏流血。

第一，垂体后叶加压素：主要用于食管、胃底静脉曲张破裂所致出血。静脉滴注垂体后叶素，能有选择地减少60%~70%的内脏血流（主要使肠系膜动脉和肝动脉收缩，减少门静脉和肝动脉的血流量，从而使门脉压降低）。应用剂量为0.002~0.005U/（kg·min），20min后如未止血，可增加到0.01U/（kg·min）。体表面积1.73m^{2}时，剂量为20U加入5%葡萄糖溶液中10min内注入，然后按0.2U/min加入5%葡萄糖溶液维持静脉滴注。如出血持续，可每1~2h将剂量加倍，最大量0.8U/min，维持12~24h递减。加压素的不良反应包括体液潴留、低钠血症、高血压、心律失常、心肌和末梢缺血。在成人中加用硝酸甘油可减少心肌缺血的不良反应，儿童患者可参照上述情况使用。

第二，生长抑素及其衍生物：生长抑素能选择性地作用于血管平滑肌，使内脏血流量降低25%~35%，使门脉血流乃至门脉压力下降。使内脏血管强力收缩而不影响其他系统的血流动力学参数，也不影响循环血压和冠脉张力；对门脉高压患者，生长抑素可以抑制其胰高血糖素的分泌，间接地阻断血管扩张，使内脏血管收缩，血流下降。生长抑素还有其他如抑酸、抑制胃动力及黏膜保护作用。成人临床应用显示合并症明显低于垂体后叶素。

（2）止血药。

第一，肾上腺素：肾上腺素4~8mg+生理盐水100mL分次口服，去甲肾上腺素8mg+100mL冷盐水经胃管注入胃内，保留0.5h后抽出，可重复多次；将16mg去甲肾上腺素加5%葡萄糖溶液500mL于5h内由胃管滴入。

第二，凝血酶：将凝血酶200U加生理盐水10mL注入胃内保留，每6~8h可重复1次，此溶液不宜超过37℃，同时给予制酸药，效果会更好。其他如云南白药、三七糊等均可用于灌注，以达到止血效果。

第三，巴曲酶（立止血）：本品有凝血酶样作用及类凝血酶样作用，可用1kU，静脉注射或肌内注射，重症6h后可再肌内注射1kU，后每日1kU，共2~3d。

第四，酚磺乙胺（止血敏）：本品能增加血液中血小板数量、聚积性和黏附性，促使血小板释放凝血活性物质，缩短凝血时间，加快血块收缩，增强毛细血管抵抗力，降低毛细血管通透性，减少血液渗出。

（3）抗酸药和胃黏膜保护剂。体液和血小板诱导的止血作用只有在pH值>6时才能发挥，故H$_2$受体拮抗药的应用对控制消化性溃疡出血有效。可用雷尼替丁（静脉内应用推荐剂量1mg/kg，6~8h1次）；重症消化性溃疡出血应考虑用

53

奥美拉唑，剂量0.4~0.8mg/（kg·d），静脉滴注；硫糖铝可保护胃黏膜，剂量1~4g/d，分4次。

（4）内镜止血。上消化道出血可用胃镜直视止血。食管和胃底静脉曲张破裂出血，可在胃镜直视下注入硬化剂，使曲张静脉栓塞机化，达到止血和预防再出血；亦可行曲张静脉环扎术以达到上述目的，但技术要求高。胃和十二指肠糜烂、溃疡出血，可根据病情的不同，选择不同的止血方法，如直接喷洒药物、电凝、激光、微波和钳夹止血等方法。结肠、直肠和肛管出血，可用结肠镜止血，有电凝、激光、微波和钳夹止血等方法；如息肉出血，可进行息肉切除。

4.消化道出血的手术治疗

（1）手术适应证：①大量出血，经内科治疗仍不能止血，并严重威胁患儿生命；②复发性慢性消化道出血引起的贫血不能控制；③一次出血控制后且诊断明确，有潜在大出血的危险者。

（2）手术方式：主要根据不同的病因、出血的部位，选择不同的手术方式。

（3）腹腔镜治疗：国外开展腹腔镜进行腹部探查、止血成功，进行小肠重复畸形的治疗。

二、儿科急性肝功能衰竭

急性肝功能衰竭（AHF）是由多种原因引起的急性、大量肝细胞坏死，或肝细胞内细胞器严重功能障碍，致短期内进展至肝性脑病的一种综合征。AHF不仅使肝脏本身器官发生严重病变，也可使机体发生肝性脑病、微循环障碍、内毒素血症、凝血功能障碍、肾功能衰竭等多方面的病理生理变化，具有病情危重、发展迅速、病死率高等特点，对本病加强监护、早期诊治、控制病情变化、积极防治并发症，是提高存活率的关键。

（一）急性肝功能衰竭的常见病因

小儿急性肝功能衰竭的（AHF）常见的病因有：①病毒感染，如甲型、乙型、丙型、丁型和戊型肝炎病毒引起的重症肝炎。其他病毒有单纯疱疹病毒、巨细胞病毒、柯萨奇病毒等。②中毒，包括对乙酰氨基酚、异烟肼、利福平、四环素等药物，毒蕈等食物，以及四氯化碳等化学物质中毒。③代谢异常，如肝豆状核变性、半乳糖血症、酪氨酸血症、Ⅳ型糖原贮积症等。④肝缺血缺氧，如急性循环衰竭、败血症引起休克等。⑤其他，如Reye综合征等。

54

（二）急性肝功能衰竭的临床表现

第一，黄疸。黄疸出现后于短期内进行性加深是一特点，但AHF发生于Reye综合征时，则大多无黄疸存在。

第二，消化道症状。例如，食欲低下，频繁恶心、呃逆或呕吐，明显腹胀和腹水。

第三，精神神经症状。精神神经症状即肝性脑病征象。早期有性格行为异常，短期内可进展为嗜睡、烦躁和谵妄，重者昏迷、抽搐及出现锥体束损害体征。扑翼样震颤是肝性脑病具有的特征性表现之一，但在儿童中不常见。成人肝性脑病症状分为4级，而小儿AHF进展极快，故一般根据昏迷出现的情况分为早期肝性脑病、肝性脑病（肝昏迷）及晚期肝性脑病。

第四，肝臭与肝脏缩小。肝臭是体内由于含硫氨基酸在肠道经细菌分解生成硫醇，不能被肝脏代谢而从呼气中排出所致。肝脏进行性缩小提示肝细胞已呈广泛溶解坏死。

第五，并发症。可有脑水肿、出血、肝肾综合征、低血压、心律失常、低氧血症、肺水肿、低血糖、水、电解质和酸碱紊乱，以及继发性感染等。AHF时肝外并发症可促进AHF的进展，并成为AHF的主要致死因素。

（三）急性肝功能衰竭的辅助检查

第一，肝功能检查。血清总胆红素一般在$171.0\mu mol/L$以上，以直接胆红素升高为主。血清转氨酶活性随总胆红素明显升高，若病情加重，反而降低，呈现"胆酶分离"现象。

第二，血清白蛋白及血胆固醇下降。血尿素氮及肌酐增高，血糖降低或正常，可出现代谢性酸中毒、碱中毒以及低钾、低钠血症等。

第三，凝血功能检查。凝血酶原时间延长，凝血酶原活动度<40%，血浆纤维蛋白原降低等。

第四，血氨增高，但较成人少见。

第五，病原学检查。例如，检测血清病毒性肝炎相关抗原或抗体，有助于病毒性肝炎的病因诊断。

第六，B型超声检查。可监测肝、脾、胆囊、胆管等器官大小及有无腹水等。

第七，CT检查。可观察肝脏的大小改变。

（四）急性肝功能衰竭的治疗方法

急性肝功能衰竭的治疗需要维持重要器官功能直至肝再生；维持营养，抑制肝细胞坏死和促进肝细胞再生；防治脑水肿、出血等各种并发症。

1.使用支持疗法

使用支持疗法需要注意绝对卧床休息。AHF患儿必须限制脂肪摄入，减少蛋白质供给，但又应提供足够的热量，一般每日提供热量为125.5～167.4kJ/kg（30～40kcal/kg）。饮食可给予米汤或藕粉等碳水化合物。昏迷者鼻饲高渗葡萄糖液，或静脉滴注10%～15%葡萄糖液。对于难以通过胃肠道提供足够热量者，可采取全胃肠外营养。同时适量给予维生素，如维生素B族、维生素C、维生素K等。酌情每日或隔日静脉滴注新鲜血、血浆及白蛋白，不仅可补充白蛋白，促进肝细胞再生，还可提高免疫功能，防止继发感染的发生。

2.促进肝细胞发再生

（1）促肝细胞生长素。促肝细胞生长素是从新鲜乳猪肝脏中提取的一种小分子量多肽物质，其作用机制为：刺激肝细胞DNA合成，促进肝细胞再生；保护肝细胞膜；增强肝脏细胞功能，提高清除内毒素的能力；抑制肿瘤坏死因子（TNF）活性的诱生；对T细胞及自然杀伤细胞有免疫促进作用；抗肝纤维化。目前国内已广泛推广应用，用法：20～100μg加入10%葡萄糖液100～200mL静脉滴注，每日1次，疗程视病情而定，一般为1个月。

（2）胰高血糖素—胰岛素。两者共同作用是防止肝细胞继续坏死和促进肝细胞再生，并有改善高血氨症和降低芳香氨基酸的作用。用法为：胰高血糖素0.2～0.8mg，胰岛素2～8U，加入10%葡萄糖液100～200mL中静脉滴注，每日1～2次（亦可按4g葡萄糖给予1U胰岛素，0.1mg胰高血糖素计算），疗程一般为10～14天。

（3）人血白蛋白或血浆。AHF肝脏合成白蛋白的功能发生障碍，输入白蛋白，能促进肝细胞再生，并能提高血浆胶体渗透压，纠正低蛋白血症，防止或减轻腹水与脑水肿，还可结合未结合的胆红素，减轻高胆红素血症。输入新鲜血浆能提高血清调理素水平，调节微循环，补充凝血因子，促进肝细胞再生。用法：白蛋白每次0.5～1.0g/kg，血浆每次50～100mL，两者交替输入，每日或隔日1次。

3.积极改善微循环

（1）前列腺素。前列腺素可抑制血栓素合成，扩张血管，抑制血小板聚集，改善微循环，增加肝血流量；还可抑制TNF释放，保护肝细胞膜及细胞器，防止肝细胞坏死。用法：$50 \sim 150 \mu g$溶于10%葡萄糖液$100 \sim 200mL$中缓慢静脉滴注，每日1次，疗程2周。

（2）山莨菪碱（654-2）。山莨菪碱（654-2）能阻滞α受体，兴奋β受体，调节cAMP/cGMP比值，从而调整免疫功能，解除平滑肌痉挛，扩张微血管，改善微循环，减轻肝缺血及免疫损伤，阻滞肝细胞坏死。用法：每次$0.5 \sim 1.0mg/kg$，静脉注射，每日2次，$7 \sim 21$天为1个疗程。

4.进行其他治疗

（1）人工肝支持系统（ALSS）。应用ALSS，旨在清除血中毒性物质，争取延长其生存时间，让残存的肝细胞迅速再生，逐渐代偿丧失的肝功能，最终达到恢复。目前ALSS有血液透析、血液灌流、离体肝灌流、血浆分离、全身清洗疗法等方法，但由于AHF的发病机制很复杂，ALSS与理想的人工肝还存在很大的差距，并且其方法和设备复杂，国内目前尚难开展。

（2）肝脏移植。肝脏移植适应证为：①年龄<11岁；②重症的乙型肝炎、非甲非乙型肝炎，或药物性肝炎；③肝性脑病深度昏迷>7天；④血清总胆红素$>300 \mu mol/L$；⑤凝血酶原时间>50s。有以上五项中的三项者，或凝血酶原时间>100s者，无论其肝昏迷程度如何，均适应做肝移植。

第二节　儿科消化系统疾病的检验

消化系统疾病是儿科常见的一种疾病，春夏为该病的高发季节，具有较高的发病率，不仅会对儿童的正常消化吸收造成影响，还会导致患儿出现脱水、腹痛、腹泻等疾病，严重的情况下，甚至会有生命危险。对于儿科常见的消化系统疾病，科学有效的临床检验，在一定程度上与早确诊、早治疗、早康复有着极其重要的意义。儿科消化系统疾病的检验主要包括以下几个内容：

一、蛔虫病检验

蛔虫病是常见的一种小儿肠道寄生虫病，不仅可以引起诸多肠道疾病，如睡眠不安、食欲不振以及阵发性脐周痛等，严重的情况下，还可以诱发诸多并发症，如肠穿孔、肠梗阻以及胆道蛔虫病等。临床上在对蛔虫病进行检验时，可以将典型的临床症状作为基本依据，主要包括以下两方面：

第一，患儿出现气急、咳嗽、吐血丝痰、发热以及哮喘等症状，病情比较严重的患儿，可出现呼吸困难、胸痛以及咯血等症状，此时可考虑为爆发性蛔虫性哮喘。

第二，患儿有明显的腹痛感，腹痛部位位于脐周或腹部，经常反复性发作，伴有呕吐、食欲不振、便秘、恶心以及腹泻等症状，同时还可伴有磨牙、睡眠不安等症状。临床上在对蛔虫病进行判断时，除临床症状外，也可以进行相关的临床检验，例如：①询问病史。患儿入院后，询问患儿家属，患儿是否患有蛔虫病病史，是否有便中排虫史或吐虫病史。②镜检。取患儿大便，进行显微镜检查，可见蛔虫卵。③临床体征。患儿的手指甲上有清晰可见的白色小点，面部存在白斑，检测小儿呕吐物蛔虫，结果显示为阳性。

二、急性阑尾炎检验

急性阑尾炎是比较常见的一种儿科急腹症，临床表现为恶心、呕吐、右下腹疼痛等症状，与成年人相比，儿童的病情比较严重，并且诊断难度大，通常主要依靠体格检查和病史来判断，对于出现恶心、呕吐并伴有急性腹痛且持续6h以上的患儿，都应该考虑是否为急性阑尾炎，在进行腹部检查时，应该固定为右下腹压痛、核左移、末梢血常规白细胞总数明显升高，体温上升也应该纳入疾病范围。对于缺乏典型性特征的阑尾炎患儿，临床上应该对患儿进行腹腔穿刺，将脓液抽出，进行化验后判断病情，也可以给予腹部B超辅助检查，对阑尾直径进行测量，检查腹腔内是否存在脓液或粪石。

三、急性细菌性痢疾检验

"细菌性痢疾是由于感染痢疾杆菌而诱发的一种肠道传染性疾病"[1]，临床表现为脓血便、腹痛、里急后重、腹泻以及发热等症状。临床上在对小儿急性细菌性痢疾进行检验时，通常依靠专业的实验检测来诊断，一般而言，检验内容主要包括以下方面：

第一，血常规。急性期中性粒细胞和末梢血白细胞总数明显上升。

[1] 黄卫华.浅谈常见儿科消化系统疾病的临床检验[J].临床医药文献电子杂志，2015，2（27）：5632.

第二，检查粪便常规。肉眼对大便性状进行观察，可见黏血便、脓血便、血水便以及脓样便等，通过显微镜检查，可以看见大量的吞噬细胞、红细胞以及白细胞。

第三，培养粪便细菌。取患儿新鲜粪便的脓血便送去试验室培养，按照常规方法进行分群分型、血清鉴定以及生化检验。通常包括宋内、福氏以及志贺等类型不同的痢疾杆菌。

第四，心肌酶检测及血生化检查，可以对患儿进行心电图检测，如果患儿有接触过痢疾患者的病史，应对大便进行镜检，显示每一个高倍镜视野脓细胞＞15个并有红细胞时，可以确诊为急性痢疾。

四、轮状病毒性肠炎检验

轮状病毒性肠炎的传播途径主要为消化道，该病主要发生在婴幼儿，有季节性，秋冬季节为发病高峰期。轮状病毒性肠炎在临床上表现为呕吐、发热、腹泻等症状，部分患儿有咳嗽等呼吸道症状，大便次数较多，5～10次/d，为黄色稀便、水样便、呈蛋花汤样，一般无腥臭味。镜检白细胞偶见或无，除常规检查以外，还应该考虑粪便中病毒和病毒抗原检测，具体如下：

第一，电子显微镜检测粪便中的病毒。电子显微镜通过典型形态的观察作出特异性诊断，其阳性率为90%。

第二，病毒特异性抗原的检测。许多免疫学方法可用于检测轮状病毒特异性抗原，如酶免疫测定（EIA）、补体结合试验（CF）、免疫荧光（IF）方法等。粪便中病毒核酸的检测：可应用聚丙烯酰胺凝胶电泳法、核酸杂交法及聚合酶链反应（PCR）方法。其中核酸杂交法特异性较高，PCR法敏感性较高，多用于分子流行病学的研究。轮状病毒的血清抗体检测：采用EIA等免疫学方法检测患者血清中的特异性抗体。例如，发病急性期与恢复期双份血清的抗体效价呈4倍增高，则具有诊断意义。

综上所述，消化系统疾病是儿科比较常见的一类疾病，具有较高的发病率，在一定程度上严重影响患儿的身体健康和生命质量。临床上在对这类疾病进行诊断时，一定要将典型性特征和相关检验报告相结合，运用科学有效的方法诊断病情，尽量做到早发现、早诊断、早治疗，在提高临床诊断水平的同时，也促进了治疗水平的提高。

第三节　儿科消化系统疾病的用药特点

"消化系统疾病是儿科一种常见和多发性疾病，其发病率仅次于呼吸系统疾病"[①]，消化系统由消化管和消化腺构成，消化管包括口腔咽、食管、胃、小肠、结肠，小的消化腺分布在消化管壁内，大的消化腺为器官，包括唾液腺、胰腺和肝脏，另外还有大量的内分泌细胞。随着年龄的增加，消化系统逐渐发育成熟，包括消化管容积增大，长度延伸，消化腺分泌的各种消化酶发育成熟，消化系统神经体液调节以及免疫功能逐渐完善，在此期间极易受各种因素的影响，因此比成人更易患病。小儿消化系统疾病是仅次于呼吸道疾病的常见病，随着对该系统疾病的不断认识，疾病谱也越来越多，成人患该系统疾病在儿童期也都可发生，只是发病率不同罢了。用于该系统内科治疗用的药物也随着疾病的增多而增加，许多新开发的药在广泛应用于成人后也逐渐应用到儿童，其中一些基本无不良反应的药，如肠道微生态制剂，儿童和成人无差别，甚至剂量都可一样。但也有些药物不良反应较大，儿童须严格按公斤体重或体表面积计算后才用，另有一些药物虽然在成人已广泛应用，但尚未应用到儿童，基本不能应用于临床。因此，儿童在应用消化系统疾病的药物时，应根据儿童的特点，不能完全等同于成人。

一、止泻药的用药特点

止泻药仅用于对症治疗，在腹泻病因不明时暂不用，须等病因明确后，与对因治疗同时运用，目前常用的有以下四种：

（一）双八面体蒙脱石

双八面体蒙脱石（思密达）为袋装散剂，每袋含双八面体蒙脱石3g，葡萄糖0.749g，糖精钠7mg，香兰素4mg。

第一，用量：<1岁1/3袋/次，1~2岁1/2袋/次，>2岁1袋/次，每天3次，若腹泻较重，首次剂量可加倍。

第二，用法：1袋加温水50mL充分摇匀后口服，其他剂量根据此比例加水。

第三，用途：各种病因引起急慢性腹泻、反流性食管炎、胃炎、消化道溃疡、结肠炎等，还可以用于预防药物引起的呕吐。

第四，注意事项：服药时间有所不同，一般食管炎应在饭后1~15h服，胃

[①] 吕清.儿科消化系统疾病的用药特点[J].中国医药指南，2019，17（26）：147.

炎在饭前服，腹泻在两餐间服，并与微生态制剂分开用，结肠炎用该药灌肠效果更好。

第五，不良反应：长期服用可引起便秘。

（二）次碳酸铋

次碳酸铋为片剂，每片0.3g。

第一，用量：1~5岁，0.15~0.6g/次；>5岁0.6~0.9g/次，每天3次。

第二，用法：直接片剂口服，或溶于少量水中服，均要求饭前服。

第三，用途：各种病因引起急慢性腹泻，幽门螺杆菌相关性胃炎，消化性溃疡。

第四，注意事项：该药可以被人体少量吸收，故1岁内不用，以免引起铋剂中毒；应与助消化药如胰酶、胃蛋白酶以及微生态制剂分开用，否则影响后者的疗效。

第五，不良反应：长期服用可引起便秘。

（三）药用活性炭

药用活性炭其片剂每片0.3g。

第一，用量：不分年龄，0.15~0.6g/次，每天3次。

第二，用法：直接片剂口服，或溶于少量水中服，均要求空腹服。

第三，用途：各种急慢性腹泻，特别用于食物、药物中毒或肠胀气时。

第四，注意事项：3岁以内小儿不能长期使用，以免影响营养物质的吸收，其他的服用要求与蒙脱石相同，另外要注意该药极易受潮，且受潮后影响药物疗效。

（四）盐酸洛哌丁胺

盐酸洛哌丁胺（易蒙停）为胶囊，每粒2mg。

第一，用量：0.1~0.12mg/（kg·次），每天2~3次。

第二，用法：直接口服，或溶于少量水中服，饭后服减少吸收。

第三，用途：各种非感染性、非中毒性急慢性腹泻。

第四，注意事项：该药易被肠道吸收，作用机制是抑制肠蠕动，故肠梗阻、肠胀气时禁用，1岁以内小儿基本不能耐受该药，且已有中毒致死的报道，也应禁用；肝功能受损时影响该药分解，故肝功能不全者应慎用；应严格按剂量服用，服用过量可引起瞳孔缩小、肌肉紧张、嗜睡、呼吸减慢等，可用纳洛酮解毒，腹泻好转后应逐渐减药，以免反复，一旦出现便秘应立即停药。

第五，不良反应：可出现恶心、呕吐、腹痛、腹胀、食欲减退、口干等，偶有排尿困难。

二、止吐与促进胃肠蠕动药的用药特点

止吐与促进胃肠蠕动药针对消化系统某些疾病的对症治疗，效果比较肯定，但不能滥用。

（一）潘立酮

潘立酮（吗丁啉）片剂为每片10mg，混悬溶液为1mg/mL。

第一，用量：0.3mg/（kg·次），每天3~4次。

第二，用法：直接口服，饭前15~30min服，必要时睡前加服1次。

第三，用途：各种原因引起的呕吐，胃排空延迟，胃食管反流。

第四，注意事项：该药通过拮抗外周多巴胺受体而起作用，故嗜铬细胞瘤患者禁用机械性肠梗阻、消化道出血应禁用；由于该药胃肠吸收好，故小婴儿应慎用；服用时应与抗胆碱药（阿托品、安坦）分开，后者可减弱该药的疗效。另外要注意该药影响某些药物在胃肠吸收的情况，如增加对乙酰氨基酚的吸收，而减少地高辛的吸收，因此在使用时需认真阅读说明书；最后要注意该药的过敏反应，已有引起过敏性休克的报道。

（二）西沙比利

西沙比利（普瑞博思）片剂为每片5mg，混悬溶液为1mg/mL。

第一，用量：0.1~0.3mg/（kg·次），每天3~4次。

第二，用法：直接口服，饭前服。

第三，用途：各种原因引起的呕吐，胃食管反流，胃轻瘫综合征，慢性假性肠梗阻，顽固性便秘。

第四，注意事项：该药心血管方面的不良反应明显，已有致死的报道，有这方面疾病的患儿应禁用，机械性肠梗阻、消化道出血也应禁用；服用时应与抗胆碱药分开，抗胆碱药可减弱该药的疗效；另外要注意该药可加速一些药物的吸收，这些药物包括抗凝剂、H_2受体拮抗剂、对乙酰氨基酚、中枢抑制剂，还可加重某些药物的肝毒性，如红霉素、克拉霉素、咪康唑、酮康唑，故在使用该药时须警惕。

第五章　儿科神经与免疫系统疾病

在儿科医学领域，神经与免疫系统疾病是较为常见且复杂的疾病类型。这些疾病可能单独出现，也可能同时存在于一个患儿身上，并且神经与免疫系统疾病的症状多样且复杂，需要医生具备深厚的医学知识和丰富的临床经验来进行诊断和治疗。基于此，本章重点探讨儿科神经系统疾病与儿科免疫系统疾病，并提出相应的检查与诊疗方法。

第一节　儿科神经系统疾病

一、儿科神经系统疾病的检查方式

（一）小儿神经系统体格检查

小儿神经系统检查，原则上与成人相同，但由于小儿神经系统发育尚未成熟，加之体格检查时患儿常不合作，因而小儿神经系统检查有其特殊性。如伸直性跖反射，在成人或年长儿属病理性，但在婴幼儿时期却是一种暂时的生理现象。因此，对小儿神经系统检查与评价时，不能脱离相应年龄期的正常生理学特征。

1.一般检查

（1）意识与精神行为状态。根据小儿对各种刺激的反应判断意识有无障碍，意识障碍分为嗜睡、意识模糊、浅昏迷和深昏迷。观察精神行为状态，注意有无烦躁不安、激惹、谵妄、迟钝、抑郁、幻觉及定向力障碍等。

（2）气味。某种特殊气味可作为疾病诊断的线索，如苯丙酮尿症患儿有鼠尿味；枫糖尿病有烧焦糖味；异戊酸血症有干酪味或汗脚味；蛋氨酸吸收不良症有干芹菜味；有机磷农药中毒有大蒜味。

（3）面容。有些疾病具有特殊面容，如眼距宽、塌鼻梁可见于先天愚型；舌大而厚见于黏多糖病、克汀病；耳大可见于脆性X染色体综合征等。

（4）皮肤。某些神经疾病可伴有特征性皮肤异常。面部血管纤维瘤，四肢、躯干皮肤色素脱失斑提示结节性硬化症；头面部红色血管瘤提示脑面血管瘤病（Sturge-Weber综合征）；"咖啡牛奶斑"提示神经纤维瘤病；皮肤条状、片状或大理石花纹状的黑褐色色素增生提示色素失调症；共济失调毛细血管扩张症（Louis-Bar综合征）球结膜及面部毛细血管扩张；苯丙酮尿症患儿皮肤白皙，头发呈黄褐色。

（5）头颅。观察头颅的外形和大小。"舟状颅"见于矢状缝早闭；"扁头畸形"见于冠状缝早闭；"塔头畸形"见于各颅缝均早闭。头围可粗略反映颅内组织的容量。头围过大时要注意脑积水、硬膜下血肿、巨脑症；头围过小警惕脑发育停滞或脑萎缩，注意头皮静脉是否怒张，头部有无肿物及瘢痕。注意前囟门的大小和紧张度、颅缝的状况等。囟门过小或早闭见于头小畸形；囟门晚闭或过大见于佝偻病、脑积水等；前囟隆起有波动感提示颅内压增高；前囟凹陷见于脱水等。生后6个月后不容易再摸到颅缝，若颅内压增高，可使颅缝裂开，叩诊时可呈"破壶音"。对疑有硬膜下积液、脑穿通畸形的婴儿，可在暗室内用电筒做颅骨透照试验，前额部光圈＞2cm，枕部＞1cm，或两侧不对称时对诊断有提示意义。

（6）脊柱。"注意有无畸形、异常弯曲、强直，有无叩击痛等。还要注意背部中线部位皮肤有无凹陷的小窝，有时还伴有异常毛发增生，见于隐性脊柱裂、皮样窦道或椎管内皮样囊肿"[①]。

2.脑神经检查

（1）嗅神经。反复观察对香水、薄荷或某些不适气味的反应。嗅神经损伤常见于先天性节细胞发育不良或额叶、颅底病变者。

（2）视神经。检查视觉、视力、视野和眼底。正常儿出生后即有视觉，检查小婴儿的视觉可用移动的光或鲜艳的物品。眼底检查对神经系统疾病的诊断有重要意义，注意视乳头、视神经及视网膜有无异常。根据需要检查视力、视野。

（3）动眼、滑车、展神经。动眼、滑车、展神经，此三对脑神经支配眼球运动、瞳孔反射及眼睑。观察有无眼睑下垂、斜视、眼球震颤。检查眼球运动

---

① 王燕.临床用药与儿科疾病诊疗[M].长春：吉林科学技术出版社，2019：325.

时，注意眼球有无上、下、左、右等各个方向的运动受限。若眼球运动在某个方向受限，瞳孔括约肌功能正常，为眼外肌麻痹，否则为眼内肌麻痹。眼球运动神经的损伤有周围性、核性、核间性、核上性。检查瞳孔要注意其外形、大小、会聚和对光反射等。

（4）三叉神经。注意张口下颌有无偏斜，咀嚼时两侧咬肌及颞肌收缩力，以判断其运动支的功能。观察额面部皮肤对疼痛刺激的反应，并用棉絮轻触角膜，检查角膜反射以了解感觉支的功能。

（5）面神经。观察随意运动或表情运动（如哭或笑）时双侧面部是否对称。周围性面神经麻痹时，患侧上、下面肌同时受累，表现为病变侧皱额不能、眼睑不能闭合，鼻唇沟变浅，口角向健侧歪斜。中枢性面瘫时，病变对侧眼裂以下面肌瘫痪，病变对侧鼻唇沟变浅，口角向病变侧歪斜，但无皱额和眼睑闭合功能的丧失。

（6）听神经和前庭神经。观察小儿对突然响声或语声的反应，以了解有无听力损害。对可疑患者，应进行特殊听力测验。检查前庭功能可选用旋转试验或冷水试验。旋转试验时，检查者将婴儿平举，原地旋转4~5圈，休息5~10分钟后用相同方法向另一侧旋转。冷水试验是以冷水（2~4ml）外耳道灌注，此法可测定单侧前庭功能，其结果较旋转试验准确。正常小儿在旋转中或冷水灌注后均出现眼球震颤，前庭神经病变时则不能引起眼球震颤。

（7）舌咽和迷走神经。为混合神经，常同时受累。损伤时出现吞咽困难、声音嘶哑、饮水返呛、咽反射消失，临床上称真性延髓麻痹。由于舌咽和迷走神经的运动核受双侧皮质支配，单侧核上性病变时可无明显症状。当双侧皮质脑干束损伤时出现构音和吞咽障碍，而咽反射存在，称假性延髓麻痹。

（8）副神经检查。胸锁乳突肌和斜方肌的肌力、肌容积。病变时患侧肩部变低，耸肩、向对侧转头无力，肌肉可有萎缩。

（9）舌下神经。舌下神经的主要作用是将舌伸出。一侧中枢性舌下神经麻痹时，伸舌偏向病变的对侧，即舌肌麻痹侧；而一侧周围性舌下神经瘫痪时，伸舌偏向病变同侧，亦为舌肌麻痹侧，且伴舌肌萎缩与肌纤维颤动。

3.运动功能检查

（1）肌容积。有无肌肉萎缩或假性肥大。

（2）肌张力。肌张力是指安静情况下的肌肉紧张度。检查时触摸肌肉硬度并做被动运动，以体会肌紧张度与阻力。肌张力增高多见于上运动神经元性损害和锥体外系病变，但注意半岁内正常婴儿肌张力也可稍增高。下运动神经元或肌肉疾病时肌张力降低，肌肉松软，甚至关节可以过伸。

（3）肌力。肌力是指肌肉做主动收缩时的力量。观察小儿力所能及的粗大和精细运动，以判断各部位肌群的肌力。一般把肌力分为0~5级，0级：完全瘫痪，无任何肌收缩活动；1级：可见轻微肌收缩，但无肢体移动；2级：肢体能在床上移动，但不能抬起；3级：肢体能抬离床面，但不能对抗阻力；4级：能做部分对抗阻力的运动；5级：正常肌力。

（4）共济运动。可观察婴儿手拿玩具的动作是否准确。年长儿能和成人一样完成指鼻、闭目难立（Romberg征）、跟膝胫和轮替运动等检查。然而，当患儿存在肌无力或不自主运动时，也会出现随意运动不协调，不要误认为共济失调。

（5）姿势和步态。姿势和步态与肌力、肌张力、深感觉、小脑以及前庭功能都有密切关系。观察小儿在各种运动中姿势有何异常。常见的异常步态包括：双下肢的剪刀式或偏瘫性痉挛性步态；足间距增宽的小脑共济失调步态；高举腿、落足重的感觉性共济失调步态；髋带肌无力的髋部左右摇摆的"鸭步"等。

（6）不自主运动。不自主运动主要见于锥体外系疾病，常表现为舞蹈样运动、扭转痉挛、手足徐动症或一组肌群的抽动等。每遇情绪紧张或进行主动运动时加剧，入睡后消失。

（二）儿科神经系统辅助检查

1.脑脊液检查

腰椎穿刺取脑脊液（CSF）检查，是诊断颅内感染和蛛网膜下隙出血的重要依据。脑脊液可被用于多种项目的检测，主要包括外观、压力、常规、生化和病原学检查等。然而，对严重颅内压增高的患儿，在未有效降低颅内压之前，腰椎穿刺有诱发脑疝的危险，应特别谨慎。颅内几种常见感染性疾病的脑脊液改变特征见表5-1。

表5-1　颅内常见感染性疾病的脑脊液改变特点

	压力 （kPa）	外观	潘氏试验	白细胞 （×106/L）	蛋白 （g/L）	糖 （mmol/L）	氯化物 （mmol/L）	查找病原
正常	0.69~1.96	清亮透明	-	0~10	0.2~0.4	2.8~4.5	117~127	
化脓性脑膜炎	不同程度增高	米汤样混浊	+~+++	数百至数千，多核为主	明显增高	明显降低	多数降低	涂片或培养可发现致病菌
结核性脑膜炎	增高	微浊，毛玻璃样	+~+++	数十至数百，淋巴细胞为主	增高	降低	降低	涂片或培养可发现抗酸杆菌
病毒性脑炎	正常或轻度增高	清亮	-~+	正常至数百，淋巴细胞为主	正常或轻度增高	正常	正常	特异性抗体阳性，病毒分离可阳性
隐球菌性脑膜炎	增高或明显增高	微浊	+~+++	数十至数百，淋巴细胞为主	增高	降低	多数降低	涂片墨汁染色可发现隐球菌

注：正常新生儿CSF压力0.29~0.78kPa，蛋白质0.2~1.2g/L；婴儿CSF细胞数（0~20）×10^6/L，糖3.9~5.0mmol/L

2.脑电图

脑电图（EEG）是借助头皮电极（或颅内电极）对大脑皮质神经元电生理功能的检查。小儿不同年龄期，大脑成熟度不同，脑电背景波也不同，故小儿脑电图正常或异常的判定标准与成人不同。脑电图检查对许多功能性疾病和器质性疾病都有一定的诊断价值，特别是对癫痫的诊断和分型意义更大。常见的痫性放电波包括棘波、尖波、棘—慢复合波、尖慢复合波，以及阵发性或爆发性快节律、慢节律等。脑电图检查技术包括：①常规EEG：一般记录20分钟，发现癫痫性放电的阳性率低（约30%）。②动态EEG（ambulatory EEG，AEEG）：连续进行24小时或更长时间的EEG记录（包括清醒期和睡眠期），提高了异常脑电波发现的阳性率（约80%），同时根据患儿家长记录的发作情况和时间，可找出临床发作和EEG的关系。③录像EEG（video-EEG，VEEG）：不仅可长时程地记录EEG，更可实时录下患者发作中的表现以及同步的发作期EEG，对癫痫的诊断和分型、鉴别诊断有更大帮助。

3.肌电图及脑干诱发电位

（1）肌电图（EMG）。帮助判断被测肌肉有无损害及损害性质（神经源性或肌源性）。神经传导速度（nerve conduction velocity，NCV）可了解被测周围神经有无损害、损害性质（髓鞘或轴索损害）和严重程度。

（2）诱发电位。分别经听觉、视觉和躯体感觉通路，刺激中枢神经诱发相应传导通路的反应电位，具体包括以下方面：

第一，脑干听觉诱发电位（brainstem auditory evoked potential，BAEP）：以耳机声刺激诱发。因不受镇静剂、睡眠和意识障碍等因素的影响，可用于包括新生儿在内的任何不合作的儿童的听力筛查，以及昏迷患儿的脑干功能评价。

第二，视觉诱发电位（visual evoked potential，VEP）：以图像视觉刺激（patterned stimuli）诱发，称为PVEP，可分别检出单眼视网膜、视神经、视交叉、视交叉后和枕叶视皮质间视通路各段的损害。婴幼儿不能专心注视图像，可改为闪光刺激诱发，称为FVEP，但特异性较差。

第三，体感诱发电位（somatosensory evoked potential，SEP）：以脉冲电流刺激肢体混合神经，沿体表记录感觉传入通路反应电位。脊神经根、脊髓和脑内病变者可出现异常。

二、常见儿科神经系统疾病的诊疗

（一）儿童多动症的诊疗

儿童多动症，又称注意力缺陷多动症（ADHD），是最常见的儿童期起病的神经精神疾病之一，以注意障碍、过度的活动和冲动控制力差为主要临床特征。

1.儿童多动症的病因分析

ADHD的病因和发病机制至今仍未明了，大多数学者认为该病是多种生物因素—心理—社会因素共同所致的一种综合征。

（1）遗传因素。遗传因素在ADHD的发病中起重要作用，ADHD具有家庭聚集性。如果孩子患有ADHD，那么其直系或旁系家庭成员的1/3也可能患有ADHD。使用分子遗传学的方法对ADHD儿童和他们的家庭成员进行DNA分析，已经发现了几种可能与ADHD有关联的易患性基因。来自家庭、领养、双生子以及分子遗传学的研究结果表明，尽管遗传的确切机制仍不清楚，但遗传因素确实在ADHD的发病中起了重要的作用。

68

（2）神经生物因素。脑的影像学研究证实ADHD儿童的脑结构和功能与正常对照组儿童存在差异，而且报告异常主要集中分布在脑的额叶、扣带回、纹状体及其相关的基底节结构和神经网络。ADHD存在儿茶酚胺通路的异常，其中最有力的证据之一就是几乎所有治疗ADHD的药物均与儿茶酚胺有关。其次是血清、尿液、脑脊液的肾上腺和多巴胺的浓度测定支持肾上腺更新率降低和低多巴胺状态的假说。ADHD儿童脑电图的检测提示ADHD患儿具有觉醒不足的特点。觉醒不足属于大脑皮质抑制功能不足，从而诱发皮层下中枢活动释放，表现出多动。

（3）社会心理因素。家庭和社会提供教育方式不足、双亲的养育方式不当可能增加儿童多动症发生的概率。家庭的经济地位和家长的养育方式对主要症状虽不起主要影响，但对继发症状如攻击行为、冲动破坏等的发生有一定的影响。

2.儿童多动症的临床表现

（1）注意力障碍。注意力障碍是诊断多动症的必需症状。多动症儿童注意障碍主要是表现在注意的集中性、稳定性和选择性等特征上的异常。正常儿童在不同年龄阶段注意集中的时间不同，随着年龄增长而逐渐延长。

一般而言，2～3岁的儿童专注时间约为10～12分钟，5～6岁为12～15分钟，7～10岁为20分钟，10～12岁为25分钟，12岁以上可以达到30分钟以上。然而，注意力缺陷障碍（ADD）的儿童专注时间短于上述范围，他们很难维持注意较长时间去从事某一活动。例如，每节课听5～10分钟就无法坚持，做事往往有始无终，不能完成父母分配的任务。在做自己感兴趣的事情时，他们维持的时间可能会长一些。

这些儿童在从事一项活动时容易分心。例如，在上课时，只要听到教室内有一点响动，他们的眼睛就会立即循声而去；窗户外面有人走过，马上转头张望。在家里做作业时，听到楼下小朋友的说话声会马上探头寻找或跑下楼去。这种注意力分散性与注意力选择性差有关，他们不能从同时感觉到的各种刺激中选择性地对某些刺激发生反应，而忽视另外一些刺激。

由于分心，对于完成的工作任务或学习任务，他们总是粗心大意、差错百出。尤其是一些需要有耐心去观察和完成的细节性任务更容易出错。他们经常丢三落四，把书本、铅笔、文具盒等学习用品或生活用品丢失在家或忘在学校。做作业拖拖拉拉也是这类儿童常见的症状，只有1个小时的作业，他们常常拖拉，

2～3个小时也完不成，需要家长在旁边时时督促。甚至考试时也因注意力不集中而做不完卷子。

不同个体对不同刺激的敏感性不同。有的儿童接受视觉刺激不专心，有的儿童接受听觉刺激不专心，而另外一些患儿对视觉和听觉刺激均不专心。据研究及临床观察，多动症儿童更多地表现为对听觉刺激目标的注意缺陷。有视觉注意障碍时，表现为不喜欢看书，阅读时粗心马虎，容易出错。有听觉注意障碍时，上课听课特别不专心，平常别人对他说话他似听非听，甚至别人认为他的听觉有问题。因此，这些孩子难以服从指令完成任务，甚至需要大人不断地发出语言命令时才开始去执行任务。

（2）冲动控制能力差。冲动控制能力差表现为耐心差，不能等待，对挫折的耐受能力弱。这类儿童常常在别人话还没说完时就抢着回答，并且在交流时不能耐心地倾听别人说话。他们在考试中粗心大意，不会检查核对，常常丢掉一些题目未做或把本来计算正确的结果抄错，甚至背面还未翻过来看就交卷，导致考试成绩不佳。此外，他们在集体游戏或比赛中不能遵照游戏规则，不能等待按顺序轮流进行，而是插队抢先。他们经常干扰其他儿童的活动，与同伴发生冲突，不受人欢迎。这些儿童的行为鲁莽，行事不考虑后果，常常把原本良好的愿望变成不好的结果。当他们有要求时，必须立即得到满足，不能等待；遇到挫折时不能忍受，会出现激烈的情绪波动和冲动行为，甚至动手打人，导致别人受伤害。由于难以接受社会性规矩的约束，他们经常违反校规校纪，受到老师的批评和学校的处罚，并且这些错误经常重复发生，难以改正。在过去，冲动控制力差这一症状在诊断多动症中的地位次于注意力障碍和多动。然而，近年来认知理论强调冲动性在多动症中的地位，认为认知模式是高级执行功能的缺陷，行为反应抑制缺陷或抑制延迟是多动症的核心症状。多动症的抑制能力差是由于行为抑制系统与行为激活系统不平衡引起的，这两种系统控制着儿童对惩罚和奖赏信号的反应。行为抑制系统受惩罚和非奖赏信号激活而产生的反应抑制。相反，行为激活系统受奖赏信号激活而产生行为激活。多动症儿童行为抑制系统功能降低，不能根据惩罚和非奖赏性信号及时抑制自己的冲动。

（3）活动过度。

第一，活动过多。患儿的躯体活动明显多于其他同龄儿童，精力充沛，无法保持安静。他们偏好户外活动，不喜欢待在家里，行走时无法稳步前行，经常挣脱大人的手，冲到前方。在路途中，他们不走在路中间，而是在路旁跳跃或绕过障碍物。过马路时，他们无视危险，快速奔跑。在需要保持安静的公共场所，他们也无法保持安静，让大人们时刻担忧他们的安全。在家里，他们无法安静地坐下，常常从一张椅子跳到另一张椅子，站在沙发靠背上，爬到桌子上，导致家具经常被他们损坏。在学校，他们无法保持安静地上课，经常分心、玩文具或书本，打扰邻座同学，制造噪声。下课后，他们不留在教室内，而是在走廊和室内外与其他同学追逐、大声喊叫，破坏学校秩序。

第二，小动作过多。除了躯体活动增多外，多动症儿童的小动作也显著增加。例如，坐着时他们无法保持安静，不停地扭动。上课和做作业时，他们也无法控制双手停下来，总是玩弄物品，如书页或文具。有的儿童在没有玩具的情况下会咬手指和指甲，或咬铅笔。做作业过程中，他们经常离开座位。对于这一部分患儿来说，只有长期与他们接触的老师和家长才能发现他们的小动作增多，不熟悉他们的人很难察觉。

第三，语言过多，多动症儿童往往伴随着语言的增多。他们常常争吵、插嘴，无法专注地倾听他人谈话。在课堂上，他们喜欢与邻座同学交谈，不等老师提问完毕就急于回答问题，导致回答错误。有的患儿为了吸引他人的注意，经常在课堂制造噪声或说出一些引人发笑的话语，引起全教室的哄笑。

（4）学习困难。多动症儿童的学业成就普遍受到影响，表现为学习成绩的下降。然而，不同患儿的学习成绩下降程度有所差异。有些儿童的学习成绩可能较差，甚至可能不及格，有些儿童的学习成绩则能达到班级的中等水平。此外，学习成绩下降的时间也各不相同，有的儿童在开始入学后就出现下降，多数儿童则在三年级以后出现下降，少数儿童在初中阶段才出现下降。

一般而言，多动症儿童各门功课都会有所下降，但随儿童对不同科目的兴趣变化有所区别。对于不感兴趣的科目，学习成绩下降更为明显，而对于感兴趣的科目，学习成绩则可能保持较好。

学习成绩与多种心理社会因素有关，包括智力水平高低、儿童本身的认知特点、是否合并学习障碍、学习行为、学习兴趣以及家庭背景等。有些多动症患儿的成绩下降明显，甚至到初中后才表现出来，这可能是由于他们的症状相对较轻、智力水平较高，以及家庭对儿童的管理较为成功等原因。另外，多动症儿童的学习成绩往往具有很大的波动性。当家长和老师的管理较为严格时，他们的成绩可能会上升；当放松管理时，他们的成绩则可能再次下降到低谷。

（5）感知觉功能异常。多动症一般没有神经系统的异常，但是部分患儿存在感知觉功能以及中枢神经生理功能的异常。翻掌等活动不灵活，拿筷子、握笔书写、扣纽扣、系鞋带、做手工操作等动作笨拙，手—眼协调性差，视—运动功能障碍，视—听转换障碍，空间位置障碍，左右分辨困难，眼球轻微震颤，阅读时眼球运动不协调，认字时把偏旁相近的字搞混淆，如6与9，b与p之间区分困难。

（6）品行问题。部分多动症患者存在违抗、攻击和反社会行为，例如，不服从父母命令、故意与父母作对，不听老师的话、违反学校纪律。同时，他们可能会出现撒谎、逃学、旷课和离家出走等行为。这些患儿可能同时符合品行障碍或对立违抗性障碍的诊断标准。多动症伴发的品行问题与个体的心理素质和外界环境因素有关。由于他们控制能力较差，对环境的抑制性信息反应功能较低，难以接受约束和控制，因此容易违反社会常规。外界环境对这些患儿往往产生比正常儿童更多的负面反应，这进一步促进了他们发展成为品行问题。

（7）社交问题。大约有一半以上的多动症患者会遇到社交问题。他们往往在学校中感到孤独，并认为没有朋友。出现这些问题的主要原因是他们在与同伴的交往过程中常常以自我为中心，对他人发号施令，干扰他人的游戏。他们往往缺乏社交技能，不尊敬长辈，无法与同伴合作，游戏时不遵守规则，不能依次轮流等待。他们无法体察他人的感受，例如，在引起他人恼怒时不能及时转换话题。他们对人怀有敌意，与同学发生矛盾时常常采用语言和身体攻击的方式解决。由于这些原因，他们并不受小朋友的欢迎。因此，他们总是喜欢寻找具有相似行为的孩子一起玩耍。如果儿童同时患有对立违抗障碍和品行障碍，其社交问题往往更为严重。影响社交关系的另一个原因是这些儿童在自我调节情绪方面存在困难。

（8）情绪问题。情绪问题在多动症中也比较多见，如表现烦躁不安、易激惹、不高兴，遇到不愉快的事不能通过自我调节来缓解自己的不快，总是发脾气，甚至出现对抗大人。多动症患儿常常伴有自我评价降低，自信心差，把自己看成不快乐、不幸福、不成功和无能的人。这些儿童由于注意力障碍、多动、冲动控制力差等症状的存在，导致学习成绩低下，生活中经常受到挫折和失败，受到同伴的排斥，因而变得缺乏自信和自尊，导致自我意识水平的降低，这是多动症患儿自暴自弃、向品行障碍发展的一个重要中间环节。另外由于他们的行为不能符合大人的要求，而外界环境可能又给他们过高的压力与批评指责，自身状态与环境之间出现冲突，从而产生情绪问题。

3.儿童多动症的治疗原则

除心理治疗和教育外，对本症唯一有效的药物为精神兴奋剂，如哌甲酯、苯丙胺、匹莫林。用药从小剂量开始，白天早餐后顿服，节假日停药，6岁以下及青春期以后原则上不用药。

4.儿童多动症的护理诊断

（1）思维过程改变（altered thought Processes）与神经发育延迟或损伤、遗传等因素有关。

（2）焦虑（家长）与患儿常有攻击破坏行为及学习成绩落后有关。

5.儿童多动症的护理措施

（1）心理护理。需家长、教师、医务人员密切地配合进行。针对患儿临床表现特点，尽可能寻觅、除去致病诱因、减少对患儿的不良刺激，发现优点予以表扬，以提高自尊心。积极开展文娱、体育活动，不仅对患儿过多的精力给予了出路，对培养患儿注意力也有帮助。为患儿制订简单可行的规矩，培养一心不二用，如吃饭时不看书，做作业时不玩玩具等。对于患儿的一些攻击和破坏性行为不可袒护，严加制止。加强家庭与学校的联系，共同教育，持之以恒。

（2）药物治疗的护理。对需要用药物治疗的患儿，指导用药的方法、疗效及不良反应的观察。精神兴奋剂仅能改善患儿注意力，而对多动、冲动等无多大影响。该类药物有引起淡漠、刻板动作、食欲减退、影响发育等不良反应，用药应予注意。抗精神病药对本症无效，有时还会使症状恶化，不宜使用。

（二）儿童孤独症的诊疗

儿童孤独症（autism），也称自闭症，其三大主要症状为交流障碍、语言障碍和刻板行为，又称Kanner三联症，同时在智力、感知觉和情绪等方面也有相应的特征。

1.儿童孤独症的病因分析

尽管目前孤独症的病因仍不明了，但越来越多的实验表明生物学因素（主要是遗传因素）在孤独症的发病中有重要作用，成为目前病因研究的热点。流行病学调查也确认孤独症同胞患病率为3%~5%，远高于一般群体，存在家族聚集现象。孤独症不是一个单基因遗传性疾病，多基因遗传可能性较大，涉及约3~15个基因。到目前为止，通过神经解剖和神经影像学研究，比较一致的发现是孤独症儿童存在小脑的异常，包括小脑体积减小、浦肯野细胞数量减少，其他发现包括海马回、基底节、颞叶、大脑皮层以及相关皮层的异常；在神经生化方面发现超过30%孤独症儿童全血中5-羟色胺水平增高。孤独症儿童可能存在与我们普通人不同的另外的一种思维方式，值得深入研究。推测存在孤独症遗传易患性的儿童，在诸如感染、宫内或围生期损伤等环境有害因素影响下（第二次打击学说），神经系统发育异常，从而导致自婴儿时期开始，其感知觉以及认知加工等神经系统高级功能异于正常发育儿童，表现为孤独症。

2.儿童孤独症的临床表现

（1）孤独离群，不会与人交往。部分患儿自婴儿时期即展现出特定特征，例如与父母亲不亲近，不喜欢被人抱，对于怀抱的期待姿势缺乏主动；对于与其他小孩玩耍的邀请常表现出逃避，对于他人的呼唤反应不积极，倾向于独立活动；他们倾向于按照自己的意愿行事，对于周围发生的事情似乎漠不关心，难以引起他们的兴趣和注意。他们的目光经常变化，不易停留在他人要求其关注的事物上；此外，他们的目光往往回避对方，甚至避免与对方进行视线交流。在平时活动中，他们的目光游离不定，且较少展示微笑。

（2）言语障碍突出。大多数患儿言语表达有限，能够使用和理解的词汇数量较少。即使他们能够说话，也往往选择使用手势而非言语来表达自己的意思。有的患儿虽然能够说话，但声音微弱、含糊不清或者只重复一些单调的词汇。另外，一些患儿只会模仿他人说过的话，而无法用自己的语言进行有效交流。许多患儿在交流过程中不会主动提问或回答问题，只是机械地重复别人的问话。在语言表达上，代词的使用经常出现混淆和颠倒的情况。

（3）兴趣狭窄，行为刻板重复，强烈要求环境维持不变。自闭症儿童常常在相当长的时间里对某种或几种游戏或活动表现出执着的兴趣，例如，热衷于不断旋转锅盖，单调地排列积木块，热衷于观看电视广告和天气预报，对于通常儿童们喜欢的动画片则毫无兴趣。一些患儿甚至每天都要吃同样的饭菜，出门要走相同的路线，排便要求使用相同的便器，一旦出现任何变动，他们就会表现出明显的焦虑反应，对改变其原来形成的习惯和行为方式产生抵触心理，难以适应新环境。多数患儿同时还表现出无目的的活动，如过度活动、单调重复地蹦跳、拍手、挥手、奔跑旋转，有的甚至出现自伤自残的行为，例如反复挖鼻孔、抠嘴、咬唇、吸吮等动作。

3.儿童孤独症的具体诊断

通过采集全面详细的生长发育史、病史和精神检查，若发现患者在3岁以前逐渐出现言语发育与社会交往障碍、兴趣范围狭窄和刻板重复的行为方式等典型临床表现，排除儿童精神分裂症、精神发育迟滞、Asperger综合征、Heller综合征和Rett综合征等其他广泛性发育障碍，可做出儿童孤独症的诊断。

少数患者的临床表现不典型，只能部分满足孤独症症状标准，或发病年龄不典型，例如，在3岁后才出现症状。可将这些患者诊断为非典型孤独症。应当对这类患者继续观察随访，最终做出正确诊断。

4.儿童孤独症的治疗方法

（1）训练干预方法。虽然目前孤独症的干预方法很多，但是大多缺乏循证医学的证据。尚无最优治疗方案，最佳的治疗方法应该是个体化的治疗。其中，教育和训练是最有效、最主要的治疗方法。目标是促进患者语言发育，提高社会交往能力，掌握基本生活技能和学习技能。孤独症患者在学龄前一般因不能适应普通幼儿园生活，而是在家庭、特殊教育学校、医疗机构中接受教育和训练。学龄期以后患者的语言能力和社交能力会有所提高，部分患者可以到普通小学与同龄儿童一起接受教育，还有部分患者可能仍然留在特殊教育学校。

目前国际上受主流医学推荐和使用的训练干预方法，为孤独症的规范化治疗提供了方向，这些主流方法主要有如下：

第一，应用行为分析疗法（ABA）。应用行为分析疗法主张以行为主义原理和运用行为塑造原理，以正性强化为主促进孤独症儿童各项能力发展。训练强调高强度、个体化、系统化。

第二，孤独症以及相关障碍儿童治疗教育课程（TEACCH）训练。该课程根据孤独症儿童能力和行为的特点设计个体化的训练内容，对患儿语言、交流以及感知觉运动等各方面所存在的缺陷进行针对性的教育，核心是增进孤独症儿童对环境、教育和训练内容的理解和服从。

第三，人际关系训练法。人际关系训练法包括地板时光疗法和人际关系发展干预（RDD）疗法。

（2）药物治疗。目前药物治疗尚无法改变孤独症的病程，也缺乏治疗核心症状的特异性药物，但药物可以改善患者的一些情绪和行为症状，如情绪不稳、注意缺陷和多动、冲动行为、攻击行为、自伤等行为、抽动和强迫症状以及精神病性症状等，有利于维护患者自身或他人安全、顺利实施教育训练及心理治疗。常用药物如下：

第一，中枢兴奋药物。中枢兴奋药物适用于合并注意缺陷和多动症状者。常用药物是哌甲酯。

第二，抗精神病药物。抗精神病药物应小剂量、短期使用，在使用过程中要注意药物不良反应，特别是锥体外系不良反应。

一是，利培酮：对孤独症伴发的冲动、攻击、激越、情绪不稳、易激惹等情感症状以及精神病性症状有效。

二是，氟哌啶醇：对冲动、多动、刻板等行为症状和情绪不稳、易激惹等情感症状以及精神病性症状有效，据报道还可改善社会交往和语言发育障碍。

三是，阿立哌唑、喹硫平、奥氮平等非典型抗精神病药物在控制患者的冲动、攻击和精神病性症状也有效。

第三，抗抑郁药物。抗抑郁药物能减轻重复刻板行为、强迫症状，改善情绪问题，提高社会交往技能，对于使用多巴胺受体阻滞剂后出现的运动障碍如退缩、迟发性运动障碍、抽动等也有一定效果。

选择性5-HT再摄取抑制剂（SSRIs）对孤独症患者的行为和情绪问题有效。如舍曲林可适用于6岁以上患者。

第二节　儿科免疫系统疾病

一、儿科免疫系统疾病的检查方式

儿科免疫系统疾病的检查包括以下内容：

第一，血常规检查：通过抽血的方式抽取外周血液对血液进行检测，根据血液中白细胞、中性粒细胞、血小板、血红蛋白等方面的数值来判断免疫力有无下降。

第二，免疫球蛋白检查：通常情况下免疫球蛋白应在合理的范围内，如果偏低说明机体免疫力下降，偏高说明体内可能存在炎症。

第三，激素检查：当激素分泌异常时也会影响到身体的免疫力，免疫系统检查中的激素检查一般包括肾上腺皮质激素、甲状腺激素等，通过这些激素的数值，能够判断机体内激素分泌是否异常，从而了解免疫力的情况。

第四，其他检查：如骨髓穿刺检查，可以了解是否由于患有血液病，而导致免疫系统出现影响。

二、常见儿科免疫系统疾病的诊疗

（一）幼年特发性关节炎的诊疗

幼年特发性关节炎（juvenile idiopathic arthritis，JIA）是儿童时期常见的结缔组织病，以慢性关节炎为其主要特征，并伴有全身多系统受累，也是造成小儿致残和失明的首要原因。

JIA的定义是：16岁以前起病，持续6周或6周以上的单关节炎或多关节炎（关节炎定义为关节肿胀/积液，或存在下列体征中的两项或两项以上：①活动受限；②关节触痛；③关节活动时疼痛；④关节表面皮温增高），并排除其他疾病所致。每一类型的JIA都需要除外其他可能的疾病。这一分类方法以主要的临床和实验室特征为基础，定义了特发性的儿童时期关节炎的不同类型。

1.全身型JIA

全身型幼年特发性关节炎（systemic-onset juvenileidiopathic arthritis，SOJIA），定义为关节炎伴随全身临床症状，典型的弛张热，每日高峰超过39℃或更高，持续时间超过2周，至少合并以下症状之一：易消散的皮疹、淋巴结肿大、多浆膜炎或肝脾肿大。SOJIA可发生于任何年龄，但以5岁以前略多见，无明显性别差异。SOJIA的发病率大约是10/10万，约占JIA患儿的10%。本型的特点为起病多急骤，伴有明显的全身症状。

（1）临床表现。

第一，发热。弛张型高热是此型的特点，体温每日波动于36℃～41℃之间，骤升骤降，一日内可出现1～2次高峰，高热时可伴寒战和全身中毒症状，如乏力、食欲减退、肌肉和关节疼痛等，热退后患儿活动如常，无明显痛苦。"发热可持续数周至数月，自然缓解后常复发"[1]。

---

[1] 达志海，梁殿哲.最新儿科疾病诊疗指南[M].兰州：甘肃文化出版社，2017：37.

第二，皮疹。也是此型典型症状，具有诊断意义，其特征为于发热时出现，随着体温升降而出现或消退。皮疹呈淡红色斑丘疹，可融合成片。可见于身体任何部位，但以胸部和四肢近端多见。

第三，关节症状。关节痛或关节炎是主要症状之一。发生率在80%以上。可为多关节炎或少关节炎。常在发热时加剧，热退后减轻或缓解。以膝关节最常受累，手指关节、腕、肘、肩、踝关节也常受侵犯。反复发作数年后，部分患儿可形成关节强直。关节症状既可首发，又可在急性发病数月或数年后才出现。半数以上患儿有不同程度肌肉酸痛，多在发热时明显。

第四，肝脾及淋巴结肿大。约半数病例有肝脾肿大，可伴有轻度肝功能异常，少数患儿可出现黄疸。体温正常后肝脾可缩小。多数患儿可有全身淋巴结肿大，肠系膜淋巴结肿大时可出现腹痛。

第五，胸膜炎及心包炎。约1/3患儿出现胸膜炎或心包炎。但无明显症状，心肌也可受累，但罕见心内膜炎。少数患儿可有间质性肺炎。

第六，神经系统症状。部分患儿出现脑膜刺激症状及脑病的表现，如头痛、呕吐、抽搐、脑脊液压力增高及脑电图改变。

（2）实验室检查。目前SOJIA无特异性的实验室检查，但仍可表现以下异常，例如，白细胞总数和中性粒细胞分类明显升高，白细胞总数可高达（30~50）×10^9/L，并有核左移；中等度低色素、正常红细胞性贫血；血小板增高。CRP、ESR明显增高。重症患儿可有肝酶异常、血清铁蛋白增高、凝血功能异常，并伴有多克隆高球蛋白血症。通过骨髓穿刺等其他实验室检查，排除其他疾病。

（3）诊断要点。

第一，诊断。SOJIA主要以弛张高热、随体温升降而隐现的皮疹和关节炎为特征，但是部分临床表现不典型或经过不规律治疗的患儿可能无典型的弛张高热、皮疹甚至关节炎，而表现为长期慢性发热、肝脾淋巴结肿大、浆膜炎和神经系统病变等。上述临床表现均无特异性，可以出现在各种感染性疾病如细菌、EB病毒、寄生虫和布氏杆菌等病原感染和非感染性疾病中，如血液系统恶性淋巴瘤、白血病、恶性网状细胞病和其他结缔组织病，如系统性红斑狼疮中，临床医生在诊断过程中需完善大量相关辅助检查、认真查体和仔细观察病情变化，并行全面的鉴别诊断，方有可能确诊。

SOJIA诊断分类标准：16岁以前起病，关节炎≥1个关节，发热至少两周（弛张高热），至少持续3d，伴有以下1项或以上的症状：①间断出现的（非固定性的）红斑样皮疹；②全身淋巴结肿大；③肝和（或）脾增大；④浆膜炎。尚需排除下列情况：①银屑病或患者或一级亲属有银屑病病史；②＞6岁、HLA-B27阳性的男性关节炎患者；③患强直性脊柱炎、附着点炎症相关的关节炎、伴炎症性肠病的骶髂关节炎、瑞特综合征或急性前葡萄膜炎，或一级亲属中有上述疾病之一；④至少2次类风湿因子IgM阳性，两次间隔至少3个月。

第二，鉴别诊断。本病需与有相似临床表现的其他疾病相鉴别，见表5-2。本病尚需与一些少见的伴有长期发热的炎症性疾病相鉴别，如Castleman's病、家族性地中海热及高IgD综合征等。

表5-2　全身型幼年特发性关节炎的鉴别诊断

疾病	与全身型JIA鉴别要点
感染	血培养、PCR或特异性抗原检测阳性；持续性或不规则发热，间断发热；各种皮疹（非全身型JIA典型皮疹）
白血病	间断发热；骨痛；全身症状明显
神经母细胞瘤	间断发热；持续性多器官受累
CINCA或NOMID	固定皮疹、不规则发热；神经系统并发症
川崎病	固定皮疹、皮肤黏膜症状；冠脉扩张
其他原发性血管炎	不规则发热；固定、疼痛的皮疹或紫癜；持续性多器官受累；肾脏受累
SLE	持续或间断发热；ANA、dsDNA阳性；血细胞减少；其他系统受累

注：PCR，聚合酶链反应；CINCA，慢性婴儿神经皮肤关节综合征；NOMID，新生儿起病的多系统炎性疾病；SLE，系统性红斑狼疮；ANA，抗核抗体；dsDNA，双链DNA。

（4）治疗原则及方案。

第一，非甾体类抗炎药（NSAIDs）。SOJIA轻者只需要口服NSAIDs（表5-3）。对于NSAIDs的选择因人而异，每个个体对NSAIDs的疗效反应并不一致，如果用药4周无效时，换用另一种NSAIDs可能会有效，但要避免两种NSAIDs同时应用，以免增加其毒副作用。布洛芬为最常用的NSAIDs，胃肠道不良反应轻微，较易耐受。萘普生也较常用，对减轻疼痛、缓解关节肿胀有较好的作用。吲哚美辛有较强的抗炎作用，可以选用于全身型JIA，但由于其胃肠道不良反应

79

较大限制了其应用，选择栓剂可以减少胃肠道不良反应。和成人相比，儿童应用NSAIDs时的胃肠道不良反应相对较轻，所以通常选用传统NSAIDs用于JIA的治疗，大部分患儿均可耐受。如果患儿胃肠道对NSAIDs难以耐受时，可以选用COX-2抑制剂（西乐葆）。由于儿童本身心血管的高危因素较成人少，所以除特殊情况外，NSAIDs对于儿童的心血管不良反应并不需要特别关注。值得注意的是，个别儿童可能对NSAIDs过敏，严重者表现为渗出性多形红斑，可有多脏器功能损害，眼结膜严重受累并有致盲可能，所以用时须询问过敏史。

表5-3　儿童常用NSAIDs药物

药物	开始年龄	剂量[mg/(kg·d)]	用法（次/d）	最大量（mg/d）
双氯芬酸钠	6个月	1~3	3	200
萘普生	2岁	10~15	2	1000
布洛芬	6个月	30~40	3~4	2400
美洛昔康	2岁	0.25	1	15
吲哚美辛	新生儿	1.5~3	3	200
痛灭定	2岁	20~30	3	600
西乐葆	2岁	6~12	2	400

第二，糖皮质激素。若SOJIA患儿发热和关节炎未能为足量NSAIDs物所控制时，可加服泼尼松每日0.5~1mg/kg，一次顿服或分次服用。一旦得到控制时应逐渐减量直至停药。合并心包炎则需大剂量泼尼松治疗，剂量为2mg/（kg·d），分3~4次口服，待控制后逐渐减量至停药，或甲基泼尼松龙冲击，剂量为10~30mg/kg，最大量不超过1000mg，每日1剂，连续3天，或隔日1剂，共3剂，随后给予小剂量的口服泼尼松。

第三，缓解病情的抗风湿药物（DMARDs）。通常需要加用改善病情抗风湿药，如甲氨蝶呤（MTX）、柳氮磺胺嘧啶、来氟米特及羟氯喹等。MTX剂量为每周10~15mg/m²口服，每周1次口服。柳氮磺胺吡啶剂量为每日30~50mg/kg，最大量不超过2g/d，分2~3次口服。来氟米特维持剂量依体质量而不同，体质量<20kg，为10mg，隔日服用；体质量20~40kg，为10mg/d服用；体质量>40mg，为10~20mg/d服用。羟氯喹剂量为每天5~6.5mg/kg，分次口服。上述药物一般为单一应用，如果病情较重者，可以选择联合用药。联合用药各个药物不良反应可能叠加，需要予以注意。有些改善病情抗风湿药有诱发全身型JIA并发巨噬细胞活化综合征（MAS）的可能（如柳氮磺胺嘧啶，甲氨蝶呤），值得注意。

第四，免疫抑制剂。如环孢素A，维持剂量为每天2~3mg/kg，分2次服用，定期查血常规和肝功能并检测血药浓度。其他免疫抑制剂可选用环磷酰胺和硫唑嘌呤，均需定期查血常规和肝功能等，环磷酰胺往往不作为常规用药。

第五，生物制剂。TNF-α抑制剂（Etanercept依那西普，商品名：恩利，国产产品为益赛普；Adalimumab阿达木单抗，商品名：修美乐）可以用于SOJIA，但对于SOJIA来说，该类药物抑制炎症反应的作用稍差，而改善关节症状、减轻关节破坏的作用较强。此外还有白介素-1拮抗剂（Anakinra）、白介素-6拮抗剂（Tocilizumab），但在国内尚无相关产品。

第六，中药制剂。可以选用白芍总苷等中药作为辅助药物进行治疗，安全可靠，且有一定的肝脏保护功能。

（5）预后。全身型JIA在严重程度、病程、预后方面存在异质性。它可表现为单次发病，2～4年内病情缓解；反复复发，以全身症状伴轻度关节炎为特点；或是持续存在破坏性关节炎，通常在全身症状控制后更为突出。重症患儿可以在任何时间以关节外症状出现疾病的复发，或尽管正规治疗仍表现为活动性关节炎直至成人期。总而言之，全身型JIA预后较差，多数患儿会有长期的功能残疾。SOJIA患者容易并发巨噬细胞活化综合征，常常发病急、进展快，甚至威胁生命。目前认为全身型JIA的病死率仍高于其他亚型的JIA。

2.少关节型JIA

少关节型是JIA最常见亚型，多发生于女童（女性与男性比为4∶1），发病高峰在6岁之前。少关节型在发病最初6个月内有1～4个关节受累。如果病程>6个月，关节受累数>4个，定义为扩展型少关节型；病程中受累关节≤4个，定义为持续型少关节型。

（1）临床表现。膝、踝、肘或腕等大关节为好发部位，常为非对称性。其次为手的小关节，而这类关节受累预示银屑病关节炎的可能性。单侧膝关节反复慢性关节炎可知患侧肢体较对侧延长数厘米。颞颌关节受累常见，但由于其症状不典型，通常在疾病的晚期才被发现。病初很少累及腕关节，若累及则预示疾病进展为扩展型或多关节型关节炎。肩关节受累罕见。颈椎受累可表现为斜颈。多数患儿以关节疼痛和晨僵为主诉。25%的病例可无关节疼痛而仅有关节肿胀。虽然关节炎反复发作，但很少致残。

最常见的关节外表现为虹膜睫状体炎，又名慢性葡萄膜炎。约20%～30%患儿发生慢性虹膜睫状体炎而造成视力障碍甚至失明。但有部分患儿并无眼睛发红及畏光等不适表现，仅在常规裂隙灯检查中发现。葡萄膜炎常见于抗核抗体阳性患儿。

（2）实验室检查。约50%～70%的少关节型患儿抗核抗体（ANA）检测可呈阳性，滴度波动在1：40～1：320。在幼年发病的女孩中ANA阳性出现的频率更高。CRP或ESR轻到中度升高，ESR的明显升高预示疾病可进展为扩展型JIA。少数病例可有轻度贫血。

（3）诊断要点。诊断依据下列标准：起病年龄＜16岁，慢性关节炎，病程＞6周。发病最初6个月1～4个关节受累。分为两个亚型：①持续性少关节型，整个疾病过程中受累关节数≤4个。②扩展性少关节型，病程6个月后受累关节数＞4个。

尚需排除下列情况：①银屑病或患儿或一级亲属有银屑病病史；②＞6岁、HLA-B27阳性的男性关节炎患儿；③患强直性脊柱炎、附着点炎症相关的关节炎、伴炎症性肠病的骶髂关节炎、瑞特综合征或急性前葡萄膜炎，或一级亲属中有上述疾病之一；④至少两次类风湿因子IgM阳性，两次间隔至少3个月；⑤有全身型JIA表现。

少关节炎型JIA的鉴别诊断应排除其他类型的IA，如与附着点炎症相关的JIA（ERA）和银屑病性JIA，以及脓毒性关节炎、反应性关节炎、异物性滑膜炎、色素沉着绒毛结节性滑膜炎、动静脉畸形、出血障碍（如血友病）、严重的创伤，包括非意外性损伤、莱姆病等。

（4）治疗原则及方案。首选治疗是NSAIDs，NSAIDs可控制症状，但不能改善病程。不同的NSAIDs无疗效差异。一般不主张用激素全身治疗，大关节如膝关节大量积液的患儿，除用其他药全身治疗外，可在关节腔内抽液后，注入得宝松，能解除疼痛，防止再渗液，并有利于恢复关节功能。若少关节型JIA对关节腔注射耐药，应考虑加用缓解病情抗风湿药如甲氨蝶呤或TNF-α拮抗剂，尤其是扩展型少关节型JIA处于进展期。所有的JIA患儿均应行裂隙灯检查来筛查葡萄膜炎。轻者可用扩瞳剂及激素类眼药水滴眼；对严重影响视力患儿，除局部注射激素外，需加用泼尼松每日口服，继以隔日顿服。虹膜睫状体炎一般对泼尼松很敏感，无需大剂量服用，一些患儿服用2～4mg/d即能见效。可以选用白芍总苷等中药作为辅助药物进行治疗。

（5）预后。少关节炎型JIA约有60%～70%的患儿得到了部分或完全缓解。

最差的预后是视力的丧失，尤其是在早期就有明显的眼睛受累者。其他后遗症包括双下肢不等长，其他关节受累，如颞下颌关节。一项长期随访研究证实，若没有应用生物制剂，50%少关节型JIA的患儿在成人期会出现持续性疾病活动，或出现关节功能受损。

3.多关节型JIA（RF阴性）

类风湿因子阴性型占新发关节炎病例20%～30%。本病的发病年龄有两个高峰，一个高峰为3.5岁左右，另一个高峰是10～11岁之间。

（1）临床表现。关节炎起病隐匿，受累关节呈对称性或非对称性分布，可同时累及大小关节。典型病例的小关节滑膜炎与成人类风湿关节炎的区别在于幼年起病时近端指间关节而并非掌指关节最易受累。颈椎及下颌关节常易累及。抗核抗体阳性的患儿中，年龄<6岁的女童常以非对称性关节炎起病，葡萄膜炎高发；抗核抗体阴性者，年龄在7～9岁的大龄儿童常出现大小关节对称性受累。

（2）实验室检查。急性期反应物显著升高，同时伴轻度贫血。40%的患儿ANA检测阳性，RF阴性。

（3）诊断要点。诊断依据下列标准：起病年龄<16岁，慢性关节炎，病程>6周。发病最初6个月，受累关节≥5个，RF阴性。尚需排除下列情况：①银屑病或患儿或一级亲属有银屑病病史；②>6岁、HLA-B27阳性的男性关节炎患儿；③患强直性脊柱炎、附着点炎症相关的关节炎、伴炎症性肠病的骶髂关节炎、瑞特综合征或急性前葡萄膜炎，或一级亲属中有上述疾病之一；④至少2次类风湿因子IgM阳性，两次间隔至少3个月；⑤有全身型JIA表现。需要与此病相鉴别的疾病包括幼年特发性关节炎的其他亚型，如扩展型少关节炎、ERA和银屑病性关节炎。其他主要鉴别诊断包括其他结缔组织病，如系统性红斑狼疮，特别是ANA阳性的年长女性患儿应注意排除本病；淋巴瘤、白血病；脓毒败血症性多关节炎很罕见，但淋球菌感染、莱姆氏病导致的关节炎可有上述表现；对于年长（>6岁，HLA-B27阳性）的男性儿童，应注意排除脊柱关节病的可能。

（4）治疗原则及方案。治疗需应用足量NSAIDs，如果用药4周无效时，换用另一种NSAIDs可能会有效，但要避免两种NSAIDs同时应用，以免增加其不良反应。根据关节炎症情况及全身炎症反应可加服小剂量泼尼松每天0.2～0.3mg/kg，一次顿服或分次服用。一旦得到控制时即逐渐减量直至停药。

多关节型的患儿一经确诊，即需要改善病情抗风湿药物的治疗。甲氨蝶呤是首选药物，大多数患儿在应用甲氨蝶呤6个月内症状可得到缓解，也可以应用柳氮磺胺嘧啶、来氟米特及羟氯喹等。具体用药剂量可参考SOJIA详述。上述药物一般为单一应用，如果病情较重者，可以选择联合用药。联合用药时各个药物不良反应可能叠加，需要予以注意。

上述治疗疗效不显著的患儿，应考虑应用TNF-α拮抗剂，依那西普剂量为每次0.4mg/kg，每周2次，皮下注射；阿达木单抗剂量为每次20～40mg/kg，每2周1次，皮下注射，适用于12岁以上儿童。较新的研究结果表明，甲氨蝶呤联合TNF-α拮抗剂用于治疗JIA，在减缓骨损害方面是唯一的联合用药方案。

物理治疗是必需和重要的治疗方法，所有JIA患儿的肌肉强直、肌肉重塑及关节保护，均需要物理治疗。可以选用白芍总苷等中药作为辅助药物进行治疗。

（5）预后。约30%的患儿可达到长期缓解；病程5年内得到缓解的概率最高。对称性关节炎及早期手部关节受累的患儿容易远期致残及预后较差。此类患儿最终身高受限，但较全身型患儿稍好。

4.多关节型JIA（RF阳性）

类风湿因子阳性型占JIA的5%～10%，更多见于女性患儿。

（1）临床表现。典型的关节症状表现为渐进性、对称性的多关节受累，多累及手部的小关节，如近端指间关节、掌指关节、腕关节；关节受累情况与成人类风湿关节炎相似。儿童通常表现为30个以上的关节受累。病初可能伴有低热，此类发热与全身型JIA明显不同。类风湿因子阳性型患儿可发生Felty综合征（脾大伴白细胞减少）。约10%的患儿可出现类风湿结节，常见于肘关节周围。葡萄膜炎少见。本型关节症状较重，最终约半数以上发生关节强直变形而影响关节功能。

（2）实验室检查。多有急性期反应物增加及贫血（正细胞正色素性贫血）。较少患儿有ANA阳性。间隔3个月的2次RF检测阳性。与成人类风湿性关节炎相似，RF的检测包括IgG和IgM抗体。此类患儿的抗CCP抗体更具特异性，它与关节破坏相关。

（3）诊断要点。诊断依据下列标准：起病年龄<16岁，慢性关节炎，病程>6周。发病最初6个月，受累关节≥5个，RF阳性。

尚需排除下列情况：①银屑病或患儿或一级亲属有银屑病病史；②>6岁、HLA-B27阳性的男性关节炎患儿；③患强直性脊柱炎、附着点炎症相关的关节炎、伴炎症性肠病的骶髂关节炎、瑞特综合征或急性前葡萄膜炎，或一级亲属中有上述疾病之一；④有全身型JIA表现。对于RF阳性的JIA（多关节型）患儿，在没有2次确定的RF阳性结果时，应注意与其他亚型的JIA相鉴别。此时的关节炎，即便是未接受任何处理及治疗的患儿，在JIA分类中也很难归类。

（4）治疗原则及方案。RF阳性的多关节型患儿，具有长期关节骨破坏的危险。一经确诊，即需要加用缓解病情的药物治疗。甲氨蝶呤是首选药物，也可以应用柳氮磺胺嘧啶、来氟米特及羟氯喹等。具体用药剂量可参考SOJIA详述。上述药物一般为单一应用，如果病情较重者，可以选择联合用药。另外，由于该型的高致残性，应考虑甲氨蝶呤联合应用TNF-α拮抗剂，用法同前述。联合生物制剂治疗可以延缓骨质破坏，减少致残的发生率。需要应用足量NSAIDs，如果用药4周无效时，换用另一种NSAIDs可能会有效，但要避免2种NSAIDs同时应用，以免增加其不良反应。

根据关节炎症情况及全身炎症反应可加服小剂量泼尼松0.2～0.3mg/（kg·d），一次顿服或分次服用。一旦得到控制时即逐渐减量直至停药。物理治疗是必需和重要的治疗方法，另外可以选用白芍总苷等中药作为辅助药物进行治疗。

（5）预后。与其他类型的JIA患儿相比，多关节型（RF阳性）患儿的病程较迁延。预后明显差于其他亚型。长期随访研究表明，RF阴性的多关节受累患儿与全身型患儿有类似的关节功能性预后，两者预后均优于RF阳性的多关节型患儿。

5.银屑病性关节炎

银屑病性关节炎是指兼有关节炎和银屑病，或关节炎兼具以下至少2条者：指（趾）炎、指甲异常（2个以上指甲凹陷或指甲松动）、一级亲属有银屑病病史。银屑病性关节炎患儿占JIA的2%～15%。女童较男童更易发病，典型的起病年龄为7～10岁。虽然银屑病可晚于关节炎起病多年发生，但大多在关节炎起病两年内伴发。具体病因尚不清楚，但本型有明显的遗传倾向。

（1）临床表现。关节炎多为非对称性分布，大小关节均可受累（大关节通常为膝关节和踝关节），典型症状为指趾炎，足趾较手指及远端指间关节更为显著。受累关节总数局限，多发生于少关节型患儿。15%的银屑病性JIA患儿可发生葡萄膜炎。

85

（2）实验室检查。银屑病性关节炎患儿的血沉、CRP、血小板可能轻度升高，同时伴慢性疾病引起的轻度贫血。约50%的患儿ANA阳性。RF检测为阴性。

（3）诊断要点。诊断银屑病性关节炎需具备关节炎合并银屑病，或关节炎合并以下至少两项：①指（趾）炎；②指甲凹陷或指甲脱离；③一级亲属患银屑病。尚需排除下列情况：①>6岁、HLA-B27阳性的男性关节炎患儿；②患强直性脊柱炎；附着点炎症相关的关节炎、伴炎症性肠病的骶髂关节炎、瑞特综合征或急性前葡萄膜炎，或一级亲属中有上述疾病之一；③至少2次类风湿因子IgM阳性，两次间隔至少3个月；④有全身型IA表现。如果未追问患儿及其一级亲属的银屑病病史，银屑病性关节炎患儿常被误诊为少关节型JIA，因此需要注意鉴别。

（4）治疗原则及方案。该病的治疗与少关节型的治疗相似；局限性关节受累的患儿对关节腔内注射类固醇激素反应较好。NSAIDs有助于改善症状，如晨僵等，但不能改善疾病的长期转归。甲氨蝶呤对银屑病皮肤及关节损害有效。对于难治性患儿，建议应用TNF-α拮抗剂，可显著减少骨破坏。通常不选用口服皮质激素。规律的前色素膜炎筛查是非常必要的，治疗方法与少关节型JIA一致。

（5）预后。银屑病性关节炎患儿的葡萄膜炎与少关节型相似，病情隐匿、非疼痛性，未经治疗可致盲。因此必须严密监测。

6.与附着点炎症相关的关节炎

与附着点炎症相关的关节炎（ERA）已取代了先前针对儿童所定义的幼年强直性脊柱炎或血清学阴性的附着点关节炎综合征，本病男性多发，男女之比为6~9：1，以8~15岁儿童起病多见。本病的病因至今未明。目前认为由于患儿存在遗传易感因素，在某些环境因素触发下致病。本病有家族易感性，一般认为本病的发病与HLA-B27有显著的相关性。

（1）临床表现。典型病例表现为6岁以上男童起病（通常为青春期前及青春期），以骶髂关节、脊柱和四肢大关节的慢性炎症为主。此型的一个显著特点是附着点炎（肌腱或韧带与骨骼的连接点）。髌骨下韧带、跟骨肌腱、插入跟骨的跖腱膜是最常受累部位。关节炎以髋关节、膝关节、踝关节为主，可对称分布，亦可呈非对称分布。表现为关节肿痛和活动受限，部分患儿有夜间痛，查体受累关节肿胀、触痛、活动受限，肌腱附着点肿胀、压痛。

　　病初脊柱不易受累，但是，部分患儿可能逐渐进展为具有成人强直性脊柱炎典型特点的骶髂关节炎和脊柱炎。骶髂关节病变可于起病时发生，但多数于起病数月至数年后才出现，典型症状为下腰部疼痛，初为间歇性，数月或数年后转为持续性，疼痛可放射至臀部，甚至大腿，查体骶髂关节压痛，髋关节4字征阳性。随病情进展，腰椎受累时可致腰部活动受限，向前弯腰时腰部平直。严重者病变可波及胸椎和颈椎，使整个脊柱呈强直状态。当胸椎受累时胸廓扩展受限。测定腰部前屈活动的方法为Schober试验。其方法为在髂后上棘连线中点与垂直向上10cm处及向下5cm处各作一标志，测定腰部前屈时两点间的距离，正常人前屈时此两点间距可长达至20cm以上（即增加5cm以上）。

　　与附着点炎症相关的关节炎可伴随隐性前葡萄膜炎，表现为急性红眼、眼痛，若不治疗可能致盲。此外，还可有全身症状，如低热、乏力、食欲低下、消瘦和发育障碍等。

　　（2）实验室检查。尽管在80%～90%的本型患儿可检测到HLA-B27，并有助于明确诊断，但本型目前尚无特异性实验室检查手段。血沉可轻度或显著增快，可伴轻度贫血。RF阴性，ANA可阳性。超声可检查附着点炎。早期骶髂关节炎X线表现有时很难确定。CT、MRI分辨率高，层面无干扰，有利于发现骶髂关节轻微的变化，适于骶髂关节炎的早期诊断。

　　（3）诊断要点。关节炎和附着点炎症，或关节炎或附着点炎症伴以下至少两项：①骶髂关节压痛或炎症性腰骶部疼痛或既往有上述疾病；②HLA-B27阳性，③6岁以后发病的男性关节炎患儿；④急性（症状性）前葡萄膜炎；⑤一级亲属中有强直性脊柱炎、与附着点炎症相关的关节炎、伴炎症性肠病的骶髂关节炎、瑞特综合征或急性前葡萄膜炎病史。

　　尚需排除下列情况：①银屑病或患儿或一级亲属有银屑病病史；②至少2次类风湿因子IgM阳性；两次间隔至少3个月；③有全身型JIA表现。

　　另外，在明确感染源之前，病程迁延的反应性关节炎患儿或炎性肠病相关性关节炎患儿可表现为附着点炎，常被归类为该类型。下列情况可混淆本型的诊断，如儿童期反应性关节炎及疼痛综合征；泛发性骨骼肌痛病患儿可伴有程度很轻的附着点炎，可能被误诊为附着点炎症。

　　（4）治疗原则及方案。本病至今尚缺乏满意的治疗。治疗的目的在于控制炎症，缓解疼痛，保持良好的姿势和关节功能。患儿宜睡木板床或硬床垫，避免睡高枕。加强功能锻炼及体育活动，以改善姿势和增强腰肌力量。

药物治疗方面尽管尚未比较儿童应用柳氮磺胺吡啶与甲氨蝶呤的差异，但患儿对上述两种药的反应都很好。附着点炎的患儿需加用NSAIDs缓解症状。有时跟骨筋膜腔内注射类固醇有效，或短期加用口服糖皮质激素。如果病情较重，静脉甲基泼尼松龙冲击疗法非常奏效。

TNF-α拮抗剂对中轴关节受累的患儿有效。中轴关节受累时，在脊柱发生关节侵蚀和融合等不可逆性损害之前，应早期应用TNF-α拮抗剂。TNF-α拮抗剂也可以改善外周关节炎和关节附着点炎，也可以加用中药制剂白芍总苷等辅助治疗。

（5）预后。对于儿童与附着点炎相关的关节炎持续或反复发作的髋、膝、踝和趾间关节炎较成人多见。病情活动可持续多年而转入静止状态，但最终发展至整个脊柱受累而强直。女童强直性脊柱炎发病较男童晚，外周关节如小关节、上肢关节及颈椎受累较男童更常见，但病情较轻，较少累及整个脊柱。本病临床表现特异性较差，容易误诊。若诊断及时，治疗得当，可明显缓解疾病进展，减少关节功能受限程度及致残率。

（二）儿童过敏性紫癜的诊疗

过敏性紫癜（Henoch-Schonlein purpura，HSP）是儿童期最常发生的血管炎，主要以小血管炎为病理改变的全身综合征。HSP临床表现为非血小板减少性可触性皮肤紫癜，伴有或不伴有腹痛、胃肠出血、关节痛、肾脏损害等症状。多数呈良性自限性过程，但也可出现严重的胃肠道、肾脏及其他器官损伤。目前，HSP发病机制仍不清楚，尚缺乏统一的治疗方案以及规范的随诊。

1.儿童过敏性紫癜的病因分析

迄今为止，儿童过敏性紫癜的病因与发病机制仍未完全阐明，病因可能涉及感染、免疫紊乱、遗传等因素。其发病机制以IgA介导的体液免疫为主，IgA1沉积于小血管壁引起的自身炎症反应和组织损伤在HSP发病中起重要作用，特别是IgA1糖基化异常及IgA1分子清除障碍在HSP的肾脏损害起着关键作用，紫癜性肾炎（HSPN）患儿血清半乳糖缺乏IgA1水平增高，大分子的IgA1-IgG循环免疫复合物沉积于肾脏可能导致HSPN的重要发病机制。T细胞功能改变、细胞因子和炎症介质的参与，凝血于纤溶机制紊乱、易感基因的因素在HSP发病中也起重要作用。

（1）感染。上呼吸道感染常常是HSP发生的触发因素。HSP最常见的感染以A组B溶血性链球菌所致的上呼吸道感染最多见，幽门螺杆菌、金黄色葡萄球菌等感染可能也是HSP发病的原因之一。HSP发生也可能与副流感、微小病毒B19等病毒感染有关，其他病原体包括肺源支原体可能与HSP发生有一定相关性。

（2）疫苗接种。某些疫苗接种如流感疫苗、乙肝疫苗、狂犬疫苗、流脑疫苗、白喉疫苗、麻疹疫苗也可以诱发HSP，但尚需可靠研究证据论证。

（3）食物和药物因素。某些药物如克拉霉素、头孢呋辛、米诺环素、环丙沙星、双氯芬酸、丙硫氧嘧啶、苯妥英钠、卡马西平、异维A酸、阿糖胞苷、阿达木单克隆抗体、依那西普等的使用也可能触发HSP发生。但目前尚无明确证据证明食物过敏可导致HSP。

（4）遗传因素。HSP存在遗传好发倾向，不同种族人群的发病率也不同。

2.儿童过敏性紫癜的临床特征

（1）皮疹。皮疹是HSP的常见症状，是HSP诊断的必需条件。典型的紫癜形成前可能是类似荨麻疹或红色丘疹的皮疹，四肢或臀部对称分布，以伸侧为主。可逐渐扩散至躯干及面部，并可能形成疱疹、坏死及溃疡，也可出现针尖样出血点。另外，皮疹也可见于阴囊、阴茎、龟头、手掌及足底处。少于5%HSP患儿有皮肤坏死。皮疹一般在数周后消退。35%～70%的幼儿还可出现非凹陷性头皮、面部、手背或足背水肿，急性发作期患儿尚有手臂、腓肠肌、足背、眼周、头皮、会阴部等神经血管性水肿和压痛。

（2）关节症状。皮疹并不是所有患儿的主诉，有30%～43%的患儿以关节痛或腹痛起病，可长达14天无皮疹，极易误诊。关节受累发生率82%，以单个关节为主，主要累及双下肢，尤其是踝关节及膝关节，但鲜有侵蚀性关节炎发生。

（3）胃肠道症状。胃肠道症状发生率50%～75%，包括轻度腹痛和呕吐，但有时为剧烈腹痛，偶尔有大量出血、肠梗阻及肠穿孔。肠套叠是很常见但很严重的并发症，发生率为1%～5%。与特发性肠套叠典型回结肠位置相比，HSP肠套叠70%病例是回肠套叠，30%是回结肠部。还可有少见的肠系膜血管炎、胰腺炎、胆囊炎、胆囊积水、蛋白丢失性肠病及肠壁下血肿至肠梗阻。

（4）肾脏损害。临床上肾脏受累发生率20%～60%。常见有镜下血尿和（或）尿蛋白，肉眼血尿也常见，高血压可单发或合并肾脏病变，急性肾小球肾炎或肾病综合征表现占HSP患儿6%～7%，严重的可出现急性肾衰竭。

（5）其他系统表现。生殖系统受累以睾丸炎常见，男孩HSP发生率为

27%。神经系统受累占2%，常见头痛，可出现抽搐、瘫痪、舞蹈症、运动失调、失语、失明、昏迷等表现。儿童少见肺部改变（<1%），有肺出血、肺泡出血及间质性肺炎的报道。也有患儿出现肌肉出血、结膜下出血、腮腺炎和心肌炎。

3.儿童过敏性紫癜的辅助检查

过敏性紫癜目前尚无特异性诊断方法，相关辅助检查仅有助于了解病情和并发症，可根据病情选择下列检查：

（1）外周血检查。白细胞正常或增加，中性粒细胞可增高。一般情况下无贫血，肠道出血可出现贫血、血小板计数正常或升高。红细胞沉降率正常或增快，C-反应蛋白升高，凝血功能检查正常，抗凝血酶原-Ⅲ可增高或降低，部分患儿纤维蛋白原含量、D-二聚体含量增高。

（2）尿常规。可有红细胞、蛋白、管型，重症可见肉眼血尿。镜下血尿和尿蛋白为最常见的肾脏表现。

（3）血液生化检查。血肌酐、尿素氮多数正常，极少数急性肾炎和急进性肾炎表现可升高。血谷丙转氨酶、谷草转氨酶少数可升高。少数血磷酸肌酸激酶同工酶可升高。血白蛋白在合并肾病或蛋白丢失性肠病时可降低。

（4）免疫学检查。部分患儿血清IgA升高，类风湿因子IgA和抗中性粒细胞抗体IgA可升高。

（5）影像学检查。

第一，超声检查：超声检查对于HSP消化道损伤的早期诊断和鉴别诊断起重要作用。高频超声检查HSP急性期肠道损害显示病变肠壁水肿增厚，回声均匀减低，肠腔向心性或偏心性狭窄，其黏膜层及浆膜层呈晕环状低回声表现。彩色多普勒超声在皮肤紫癜出现前可显示受累的肠管节段性扩张、肠壁增厚、黏膜粗糙、肠腔狭窄、增厚肠壁血流丰富，也可显示肠系膜淋巴结大及肠间隙积液。HSP排除肠套叠的检查首先是腹部超声。

第二，X线及CT检查：HSP合并胃肠道受累时，腹部X线可表现为肠黏膜折叠增厚、指纹征、肠襻间增宽，小肠胀气伴有多数气液平面，同时结肠和直肠内有气体；CT表现为多发节段性肠管损害，受累肠壁水肿增厚、肠管狭窄、受累肠管周围常可见少量腹腔积液。当CT示多节段的跳跃性长壁增厚、肠系膜水肿、血管充血及非特异性淋巴结肿大，应考虑HSP的诊断。在诊断HSP并发症，如肠套叠、肠穿孔、肠梗阻时，CT表现更具特征性，尤其在肠系膜血管炎的诊断中，可见明显肠壁、血管壁水肿及增厚圈。注意对怀疑有肠套叠的HSP患者，行钡剂或空气灌肠对诊断和治疗意义不大，而且可能会加重炎症，甚至导致肠穿孔，CT检查多在腹部X线及B超检查有疑问时适用。

第三，内镜检查：消化道内镜能直接观察HSP患儿的胃肠道改变，严重腹痛或胃肠道大出血时可考虑内镜检查。内镜下肠黏膜呈紫癜样改变、糜烂和溃疡。典型者为紫癜样斑点、孤立性出血性红斑、微隆起、病灶可见相对正常黏膜。病变多呈节段性改变，主要累及胃、十二指肠、肠和结肠，但往往以小肠为重，很少累及食管。侵犯部位以十二指肠黏膜改变为突出，十二指肠降段不规则溃疡可能也是HSP在胃肠道的典型表现。

（6）皮肤活检。对于临床不典型或疑诊患者可行皮肤活检协助诊断。典型病理改变为白细胞碎裂性血管炎，血管周围有炎症变化，中性粒细胞和嗜酸性粒细胞浸润等灶性坏死及血小板血栓形成，严重病例有坏死性小动脉炎、出血及水肿。肠道和关节有类似改变。

4.儿童过敏性紫癜的诊断标准

HSP的诊断标准：可触性（必要条件）皮疹伴如下任何一条：①弥漫性腹痛；②任何部位活检显示IgA沉积；③关节炎/关节痛；④肾脏损伤表现〔尿和（或）尿蛋白〕。部分患儿仅表现为单纯皮疹而无其他症状，对于典型皮疹急性发作的患儿排除相关疾病可以临床诊断，对于皮疹不典型或未见急性发作期性皮疹者，仍需按标准诊断，必要时行皮肤活检。

5.儿童过敏性紫癜的具体治疗

HSP具有局限性，单纯皮疹通常不需要治疗干预。治疗包括控制患儿急性症状和影响预后的因素，如急性关节痛、腹痛和肾损伤。

（1）一般治疗。目前尚无明确证据证明食物过敏是导致HSP的病因，故仅在HSP胃肠道损害时需要注意控制饮食，以免加重胃肠道症状。HSP腹痛患儿若进食可能会加重胃肠道症状，但大部分轻症患儿可进食少量少渣食物，严重腹痛或呕吐者需要营养要素饮食或暂时禁食，并肠外营养支持治疗。

（2）抗感染治疗。急性期呼吸道及胃肠道等感染可适当给予抗感染治疗，注意急性期感染控制后抗感染治疗对HSP的发生并无治疗和预防作用。

（3）皮疹治疗。皮疹很少需要治疗，目前尚无证据证明糖皮质激素治疗对皮疹的消退及复发有效，但有报道，糖皮质激素用于皮肤疱疹和坏死性皮疹的治疗。

（4）关节症状治疗。关节痛患儿可使用非甾体类抗炎药止痛治疗。另外，口服泼尼松可降低HSP关节炎患儿疼痛程度及疼痛持续时间。

（5）胃肠道症状治疗。糖皮质激素可较快缓解急性HSP的胃肠道症状，缩短腹痛持续时间。激素也应用于其他胃肠道症状，如低蛋白型水肿，胃肠道蛋白丢失等。腹痛明显时需要严密监测患儿出血情况，出血严重时需要胃镜进一步检查。严重胃肠道血管炎，有应用丙种球蛋白、甲泼尼龙静滴及血浆置换或联合治疗有效的报道。虽然HSP持续性或慢性腹痛不是很常见，但也有报道，应用甲氨蝶呤和吗替麦考酚酯取得了较好疗效。

（6）紫癜性肾炎治疗。紫癜性肾炎治疗参照中华医学会儿科分会肾脏病学组制定的相应治疗。

（7）糖皮质激素的应用。糖皮质激素适用于HSP胃肠道症状、关节炎、血管神经性水肿、肾损害较严重及表现为其他器官的急性血管炎患者。目前认为激素对HSP胃肠道及关节症状有效。早期应用激素能有效缓解腹部及关节症状，明显减轻腹痛，提高24h内的腹痛缓解率，可能减少肠套叠、肠出血的发生风险。对腹部症状严重的患儿早期应用激素是有益的，可能降低外科手术干预风险。注意HSP腹痛时应用激素治疗同时要注意严密观察肠套叠、肠穿孔、腹膜炎等急腹症症状和体征。多个随机对照试验证明早期应用糖皮质激素不能阻止HSP患者肾病的发生。也没有证据提示糖皮质激素能预防HSP的复发，但能有效改善肾脏症状。

有腹痛症状者推荐采用口服泼尼松治疗，1～2mg/kg（最大剂量60mg）1～2周，后1～2周减量，胃肠道症状较重者不能口服。患儿持续腹痛、肠出血、肠系膜血管炎、胰腺炎等，以及关节炎、血管神经性水肿及其他器官的急性血管炎病情较重者推荐静脉使用糖皮质激素，使用短效糖皮质激素氢化可的松琥珀酸钠每次5～10mg/kg，根据病情可间断4～8h重复使用，也可使用中长效糖皮质激素甲泼尼龙每天5～10mg/kg（急性器官血管炎病情严重者冲击治疗剂量可达每天15～30mg/kg，最大剂量小于1000mg/d，连用3天，必要时1～2周后重复冲击3天）或地塞米松每天0.3mg/kg，严重症状控制后应改口服糖皮质激素，并逐渐减量，总疗程推荐2～4周，注意疗程不宜过长。

（8）其他免疫抑制剂的应用。糖皮质激素治疗HSP反应不佳或依赖者加用或改用吗替麦考酚酯后改善胃肠道症状、关节炎症状及皮疹反复发作，也有采用静脉用甲泼尼松龙和环磷酰胺冲击治疗HSP合并颅内血管炎、颅内出血及HSP合并肺泡出血的有效治疗病例报道，以及静脉环孢霉素A有效治疗HSP合并肺泡出血病例报道。近年来，吗替麦考酚酯、环磷酰胺、硫唑嘌呤、咪唑立宾、环孢霉素A、他克莫司等免疫抑制剂常用于严重HSPN患者的治疗，但目前尚无较高的证据水平研究证明对HSP肾脏以外症状治疗的有效性，尚需进一步研究证实。

（9）静脉用丙种球蛋白。IVIG能明显改善HSP坏死性皮疹、严重胃肠道症状（包括腹痛、肠出血、肠梗阻）、脑血管炎（包括抽搐、颅内出血）的症状，推荐剂量每天1g/kg，连用2天，或每天2g/kg，用1天，或每天400mg/kg，连用4天。由于缺乏良好的临床RCT研究证据，对于IVIG应用于治疗HSP适应证和剂量还不确定，仍有待于高质量的临床研究证实。注意有报道部分患儿使用IVIG后出现肾衰竭，故临床不要盲目扩大使用指征，仅在HSP严重症状常规糖皮质激素治疗无效时选用。

（10）血浆置换。血浆置换适用于治疗急进性紫癜性肾炎（病理提示新月体肾炎），HSP伴有严重合并症患者。单独血浆置换治疗可以明显提高肾小球滤过率，改善急进性紫癜性肾炎预后，但对终末期肾衰竭治疗疗效仍有争议，仍需对照试验。

血浆置换可缓解HSP神经系统症状，可作为HSP合并严重神经系统并发症的一线治疗。HSP合并肺肾综合征或反复肺出血时建议血浆置换；血浆置换联合免疫抑制剂治疗HSP并多脏器功能衰竭后胃肠道停止出血，因此快速进展或危及生命的HSP推荐使用血浆置换联合免疫抑制剂治疗。

由于研究证据等级较低，研究结论尚需要大样本RCT研究证实。目前，对于轻—中度过敏性紫癜及肾炎的一线治疗方法仍以药物治疗为主。

（11）白细胞去除法。对于HSP糖皮质激素及IVIG治疗无效时使用，可改善皮疹及胃肠道症状，由于病例少，确切治疗需进一步证实。

6.儿童过敏性紫癜预防与预后

积极控制口腔、耳鼻喉感染以及进行扁桃体及腺样体切除术对皮疹反复复发及紫癜性肾炎的治疗有较好的作用。过敏性紫癜预后主要与消化道症状及肾炎有关，近期预后与消化道症状有关，远期预后，患HSP有腹痛表现和使用过糖皮质激素的患儿功能性胃肠病发病率更高。

第六章　儿科其他系统疾病

在生长发育阶段，儿童的各个器官系统的发育和功能都呈现独特性，因此，对于儿科其他系统疾病的诊断和治疗，儿科医生及工作者需要更为细致入微的认识和处理，应重点关注儿科其他疾病的特殊性与其临床实践中常见的问题，以提高对儿科其他系统疾病的认知水平，促进对儿童健康的维护。本章主要研究儿科营养性疾病、儿科心血管系统疾病、儿科泌尿系统疾病和儿科血液系统疾病、儿科内分泌系统疾病。

第一节　儿科营养性疾病

一、维生素D缺乏性佝偻病

维生素D缺乏性佝偻病"是由于儿童体内维生素D不足，致使钙磷代谢失常的一种慢性营养性疾病，临床以正在生长的骨骺端软骨板不能正常钙化，造成骨骼改变为主要特征"[1]。维生素D缺乏性佝偻病常发于冬春季，主要见于婴幼儿，尤以6~12月龄婴儿发病率较高。北方发病率高于南方地区，工业城市高于农村，人工喂养的婴儿发病率高于母乳喂养者。维生素D缺乏性佝偻病轻症如治疗得当，预后良好；重者如失治、误治，易导致骨骼畸形，留有后遗症，影响儿童正常生长发育。

（一）维生素D缺乏性佝偻病的检查方式

第一，初期血钙正常或稍低，血磷明显降低，钙磷乘积小于30，血清碱性磷酸酶增高。X线片正常或钙化带稍模糊，血清25-（OH）$_2$D$_3$下降。

第二，激期血清钙、磷均降低，碱性磷酸酶明显增高，腕部X线片见临时钙

---

[1] 达志海，梁殿哲.最新儿科疾病诊疗指南[M].兰州：甘肃文化出版社，2017：1.

化带模糊，干骺端增宽，边缘呈毛刷状或杯口状。

第三，恢复期X线片临时钙化带重现，血生化恢复正常。

第四，后遗症期理化检查均正常。

（二）维生素D缺乏性佝偻病的诊疗

1.维生素D缺乏性佝偻病的临床表现

维生素D缺乏性佝偻病根据症状、体征可以分为以下方面。

（1）初期，多汗、烦躁、睡眠不安、夜间惊啼。多汗与室温及季节无关，常因多汗及烦躁而摇头擦枕，出现枕秃及脱发圈，还可见囟门迟闭、牙齿迟出等。

（2）激期，除早期症状加重外，还可见乒乓头、方颅、肋串珠、肋外翻、鸡胸、漏斗胸、龟背、手脚镯、下肢弯曲等骨骼改变。

（3）恢复期，经治疗后，症状逐渐好转而至消失，体征逐渐减轻、恢复。

（4）后遗症期，多见于3岁以后的小儿，经治疗或自然恢复，症状逐渐消失，骨骼改变不再进展，但遗留不同程度的骨骼畸形，无其他临床症状。

需与维生素D缺乏性佝偻病鉴别的病种包括肾性佝偻病、肾小管性酸中毒、软骨营养不良、维生素D依赖性佝偻病、先天性甲状腺功能低下、低血磷抗维生素D佝偻病。

2.维生素D缺乏性佝偻病的治疗原则

儿童维生素D缺乏性佝偻病作为一种由维生素D缺乏引起的体内钙磷代谢异常，进而导致骨骼矿化不全的营养性疾病，其治疗原则旨在迅速纠正维生素D缺乏状态，促进钙磷代谢恢复正常，控制病情活动期，并有效预防及纠正骨骼畸形，这一治疗过程需遵循系统性、个体化和综合性的原则，确保患儿获得最佳的治疗效果。

（1）系统性原则。系统性原则要求在治疗过程中，全面考虑患儿的年龄、性别、病情严重程度、营养状况及合并症等因素，制定综合性的治疗方案，包括维生素D的补充、钙剂的合理应用、饮食结构的调整、户外活动的增加以及必要的矫形治疗等。通过多途径、多手段的综合干预，全面改善患儿的维生素D营养状态和骨骼健康。

（2）个体化原则。鉴于儿童维生素D缺乏性佝偻病的临床表现和病情进展存在显著的个体差异，治疗方案的制定必须遵循个体化原则。医生需根据患儿的具体病情，如维生素D缺乏的程度、骨骼病变的严重程度、是否存在并发症等，调整维生素D和钙剂的补充剂量、补充方式（口服或注射）以及治疗周期。此外，对于不同年龄段的患儿，治疗策略也应有所区别，以确保治疗的安全性和有效性。

（3）预防性原则。预防性原则强调在治疗过程中，不仅要关注当前病情的控制，还要注重预防疾病的复发和骨骼畸形的进一步发展，这要求在治疗初期即给予足量的维生素D和钙剂补充，以迅速纠正维生素D缺乏状态，并维持一段时间的强化治疗。同时，通过调整饮食结构、增加户外活动等方式，提高患儿的维生素D摄入量和光照时间，从根本上预防疾病的复发。

3.维生素D缺乏性佝偻病的治疗策略

基于上述治疗原则，儿童维生素D缺乏性佝偻病的治疗策略主要包括一般治疗、维生素D治疗、钙剂治疗、人工紫外线疗法、矫形疗法与康复训练等方面。

（1）一般治疗。一般治疗是儿童维生素D缺乏性佝偻病治疗的基础，旨在通过优化饮食结构、增加富含维生素D和钙的食物摄入，以及增加户外活动时间等方式，提高患儿的维生素D水平和钙磷代谢能力。具体措施包括以下方面：

第一，优化饮食结构。增加富含维生素D的食物，如鱼肝油、深海鱼、蛋黄等，以及富含钙的食物，如奶制品、豆制品、小鱼小虾、绿叶蔬菜等。同时，避免或减少高脂肪、高糖和高盐食物的摄入，以维持健康的饮食习惯。

第二，增加户外活动。鼓励患儿多参与户外活动，增加日光直接照射的机会。日光中的紫外线B能够促进皮肤中7-脱氢胆固醇转化为维生素D3，是儿童获取维生素D的重要途径之一。在户外活动时，应注意防晒和保暖，避免长时间暴露在强烈日光下或寒冷环境中。

第三，改善生活习惯。保证充足的睡眠时间，避免熬夜和过度劳累。同时，保持良好的心态和情绪状态，有助于促进患儿的生长发育和疾病康复。

（2）维生素D治疗。维生素D治疗是儿童维生素D缺乏性佝偻病的核心治疗措施，根据患儿的病情严重程度和年龄特点，可选择口服维生素D浓缩制剂或注射维生素D制剂进行治疗。

第一，口服维生素D浓缩制剂。初期剂量较大，以迅速纠正维生素D缺乏状态。一般推荐剂量为每日125-250μg（5000~10000IU），持续1~3个月后改为预防剂量（每日400~800IU）。在服用过程中，应定期监测血清25-羟维生素D

水平，以调整治疗剂量和疗程。

第二，注射维生素D制剂。对于无法口服或病情严重的患儿，可采用注射维生素D制剂进行治疗。一般推荐剂量为30万IU，一次性注射后改为预防剂量口服。注射前应确保患儿无过敏史和禁忌症，并密切监测患儿的生命体征和不良反应情况。

（3）钙剂治疗。在补充维生素D的同时，给予适量的钙剂治疗也是必要的。钙剂治疗能够确保钙的充足摄入，促进骨骼的矿化和修复。常用的钙剂包括葡萄糖酸钙、碳酸钙等，具体剂量应根据患儿的年龄、体重和病情严重程度进行调整。在服用钙剂时，应注意与进餐时间分开，以避免食物中的植酸等影响钙的吸收。

（4）人工紫外线疗法。在自然阳光不足或受限的情况下，可采用人工紫外线疗法进行治疗。人工紫外线光源如水银石英灯等能够模拟日光中的紫外线B波段，促进皮肤中维生素D的合成。治疗时需注意照射时间和强度的控制，以避免过度照射导致皮肤损伤等不良反应的发生。

（5）矫形疗法与康复训练。对于已经发生骨骼畸形的患儿，可采用矫形疗法和康复训练进行治疗。轻度骨骼畸形可通过物理疗法、体位矫正、按摩等非手术手段促进自我恢复；对于晚期或严重骨骼畸形如O型腿、X型腿、鸡胸等，在佝偻病停止进展后，可考虑进行手术矫形以改善功能和外观。康复训练则包括增强肌肉力量、改善关节活动度等方面的训练内容，有助于促进患儿的身体康复和生长发育。

二、儿童微量营养素缺乏

蛋白质、脂肪、碳水化合物是人体的三大营养素，维生素及矿物元素在人体内的含量有限，每日需要量仅以μg或mg计，因而被称为是"微量营养素"。但微量营养素在维持人体正常生理功能方面发挥着重要作用，是体内激素、酶的重要组成部分或催化剂。

由于人体不能自身合成微量营养素，必须从外界获取。当各种因素使身体内微量营养素的摄入长期不足时，就会产生各种缺乏症状。目前，儿童蛋白质、能量缺乏所致的营养不良已显著减少，但微量营养素缺乏仍然在世界各地广泛存在，并且此种情况在发展中国家更为严峻。维生素A、维生素D、钙、铁、锌等的缺乏威胁着儿童的正常生长发育乃至儿童的生存。

除严重微量营养素缺乏外，轻度亚临床型的微量营养素缺乏在儿童中更为普遍。亚临床型的微量营养素缺乏，对处于生长发育快速期的2岁以下婴幼儿以及青春期少年，可能在尚未被感知之前，就已经对其体格生长、神经心理发育、免疫功能等形成不良影响，并为他们成年期的慢性代谢性疾病埋下隐患。我国儿童同样存在着微量营养素缺乏的问题。由于我国地域辽阔、经济发展不平衡，因此，各地区儿童的微量营养素缺乏具有不同的发病和流行病学特点。

微量营养素在人体内含量低、分布广、种类繁多、功能各异，各种微量营养素之间又存在着相互的联系和制约，难以采用单一的临床或实验室指标判断人体内各种微量营养素的营养状况，临床识别和诊断儿童微量营养素缺乏相当复杂。加之营养知识更新滞后、商业炒作误导等因素，致使我国当前在儿童微量营养素缺乏防治中存在诸多误区。如错误地以检测血液中全微量元素浓度来诊断钙、铁、锌及其他微量元素的缺乏，以食欲低下、烦躁、哭闹等非特异性临床表现诊断锌、钙、维生素D缺乏等。

鉴于微量营养素缺乏对儿童生长发育和长期健康的严重不良影响，儿科医生和儿童保健工作者必须充分认识各种微量营养素的功能特点、食物来源、药理作用，正确识别微量营养素缺乏的高危人群和各种高危因素，熟悉各种微量营养素缺乏的临床特点，了解各种实验室检测的辅助诊断价值。在儿童微量营养素缺乏的防治中还必须特别强调预防为主。通过改善饮食和生活方式使儿童得到适量、全面、均衡的营养，必要时才辅以短时期的药物治疗，并避免过量补充。随着经济迅速发展，我国人群的饮食和生活方式也正在发生改变，儿童微量营养素缺乏已成为我国儿童主要的营养问题之一。

（一）儿童微量营养素缺乏的检查方式

儿童微量营养素缺乏是临床上相对较为常见的一种健康问题，其诊断和治疗需要采用系统而全面的方法。微量营养素是机体生长、发育和代谢的关键组成部分，包括维生素和矿物质等，它们对于儿童的正常生理功能至关重要。为了科学、全面地评估儿童微量营养素的状况，医学界采用了一系列检查方式，以提供准确的诊断和有效的治疗方案。儿童微量营养素缺乏的检查方式主要包括以下几个方面。

1.血液检查

通过检测血液中的特定微量营养素水平，可以直观地了解患儿的营养状况。

例如，维生素B_{12}、维生素D、铁、锌等微量元素的测定可以通过血清检测来完成。对于维生素B_{12}的检测，医生通常会关注血清中甲基丙二酮素（MMA）和同型半胱氨酸的水平，以更全面地评估维生素B_{12}的代谢状态。

此外，铁和锌的血清水平也是评估儿童贫血和生长发育问题的重要指标。这些检查能够为医生提供初步的信息，帮助他们确定患儿微量营养素是否处于缺乏状态。

2.尿液检查

尿液中的微量营养素排泄情况可以反映机体的代谢状况。例如，维生素C的排泄量可以通过测定尿液中的抗坏血酸浓度来评估。此外，尿液中的锌排泄量也与体内锌的摄取和利用有关，因此对于体内微量营养素锌的评估，尿液检查可以作为一种辅助手段。然而，尿液检查在评估微量营养素缺乏时并不是首选的方法，因为尿液中的微量营养素受到多种因素的影响，包括水分摄取、饮食结构等，所以，儿童身体内微量营养素的评估需要尿液检查结合其他检查方式进行综合分析。

3.影像学检查

X射线、核磁共振（MRI）、超声等影像学技术可用于检测与微量元素相关的器官结构及其功能异常。例如，骨密度检测可以帮助医生评估维生素D缺乏导致的骨骼问题，MRI则可以用于观察脑部结构和功能，从而判断微量元素对神经系统的影响。这些影像学检查通常作为辅助手段，结合其他检查结果，有助于医生全面评估儿童微量营养素缺乏的程度及其造成的影响。

4.膳食调查和临床症状观察

通过详细记录患儿的膳食结构和摄入量，医生可以初步了解患儿的营养状况，发现潜在的微量营养素缺乏风险。同时，对患儿的生长发育、神经系统、免疫功能等方面的临床症状进行观察也是判断微量元素缺乏的重要依据。例如，维生素A缺乏可能表现为夜盲症，维生素D缺乏可能导致骨骼畸形，这些症状的观察有助于医生更全面地判断儿童体内微量营养素的状况。

总而言之，儿童微量营养素缺乏的检查方式是一个多层次、多角度的过程。通过血液检查、尿液检查、影像学检查、膳食调查和临床症状观察等多种手段的综合运用，医生可以更全面、更准确地评估患儿的微量营养素状况。在实际临床工作中，医护人员应根据患儿的具体情况选择合适的检查方式，并进行全面分析，以制订个体化的治疗方案，保障儿童的健康成长。

（二）儿童微量营养素缺乏的诊疗

1.维生素A缺乏的诊疗

维生素A系指视黄醇及衍生物，属于脂溶性维生素。维生素A的主要功能是维持视觉、上皮细胞完整、调节糖蛋白合成和细胞分化。维生素A缺乏时，可引起毛囊角化等皮肤黏膜改变，以及角膜软化、夜盲等眼部症状。亚临床型的维生素A缺乏则在出现以上症状前，就已对人体免疫功能造成损害，使感染性疾病易感性上升，显著增加儿童患病率和死亡率。

维生素A及其前体胡萝卜素，均在小肠细胞中转化成棕榈酸酯后与乳糜微粒结合，通过淋巴系统进入血液循环而转运至肝脏并储存。储存在肝脏中的维生素A棕榈酸酯，经酯酶水解后与视黄醇蛋白结合，再与前白蛋白结合形成复合体后，释放进入血液并经血液循环转运至人体不同的组织器官。维生素A还与铁代谢相关，维生素A缺乏干扰肝脏储存铁的作用，并因此造成儿童贫血。

儿童维生素A来自肝脏、鱼油、奶制品、鸡蛋等动物性食物；绿叶蔬菜以及黄色或橙色的水果和蔬菜中富含各种胡萝卜素，可在体内转变为维生素A；强化维生素A和胡萝卜素的食品也提供部分维生素A。婴儿及儿童的维生素A需要量根据母乳中维生素A的含量而推算

（1）维生素A缺乏的诊断。维生素A缺乏的诊断可依据高危因素、临床表现以及实验室检查结果等综合判断。

第一，高危因素。长期摄入不足是导致维生素A缺乏的主要原因。

2岁以下婴幼儿因生长快速，对维生素A的需要量相对较高，是维生素A缺乏的高危人群。母乳维生素A含量丰富，可基本满足婴儿需要。但当哺乳母亲自身维生素A缺乏时，母乳维生素A含量则将显著下降，导致母乳喂养婴儿维生素A缺乏。

母亲妊娠期维生素A摄入不足、早产/低出生体重、双胎/多胎等，均会使胎儿期储存维生素A不足并造成婴儿出生早期维生素A缺乏。

膳食中缺乏动物性食物，只能依赖于植物来源的胡萝卜素，是造成贫困地区和素食儿童维生素A缺乏的重要原因，尤其是在新鲜蔬菜供应不足时，他们更容易出现维生素A缺乏。

感染状况下，维生素A利用率下降而随尿液排泄增加，致使体内维生素A水

平下降，也是造成维生素A缺乏的重要因素。维生素A缺乏则又使人体免疫功能下降，进一步加重感染或导致反复感染，如此往复形成恶性循环。患腹泻、肝胆疾病时，肠道维生素A吸收利用不良，亦易引起维生素A缺乏。

第二，临床表现亚临床型。维生素A缺乏无特异性临床表现。暗适应能力下降是维生素A缺乏的早期表现。维生素A严重缺乏时可表现为皮肤干燥、眼部病变（包括干眼症、角膜软化和夜盲症）等。

（2）维生素A缺乏的预防。积极预防和干预妊娠、哺乳母亲的维生素A缺乏。强调母乳喂养婴儿。当母乳不足或不能母乳喂养时，强调选择强化维生素A的配方奶。

经常食用肝脏等富含维生素A的动物性食物以及富含胡萝卜素的绿叶蔬菜和橙色或黄色的水果与蔬菜，有助于增加膳食维生素A的摄入量；使用强化维生素A或胡萝卜素的食品也可增加维生素A的摄入。

在维生素A缺乏地区，推荐预防性补充维生素A 1500U/d，或每6个月一次性口服10万～20万U维生素A。

患麻疹、疟疾和结核病等感染性疾病，以及慢性消耗性疾病时，应及早补充维生素A。

对于存在维生素A缺乏高危因素，并伴有反复感染或者难治性贫血的儿童，应高度警惕亚临床型维生素A缺乏可能。有必要通过积极的宣教工作，提高儿童及其家属对于摄入维生素A的认知程度。"健康教育兼具规范性、计划性，通过有目的的教育活动，能够促使教育对象自觉减轻、消除影响健康的危险因素，提高其身心健康程度。"[1]

（3）维生素A缺乏的治疗。调整膳食，增加维生素A或胡萝卜素的摄入。积极查找导致维生素A缺乏的高危因素或基础疾病，并采取有效干预措施。治疗轻症维生素A缺乏的口服维生素A剂量为7500～15000μg/d（相当于2.5万～5万U/d），2d后减量为1500μg/d）。

慢性腹泻或肠道吸收障碍患儿，可先采用维生素AD注射剂连续深部肌注，3～5d后改为口服治疗。

除全身治疗外，以抗生素眼药水滴眼可减轻结膜和角膜干燥不适，并预防继发感染。

---

[1] 蒋维娜.健康教育在儿童维生素A缺乏预防中的效果[J].智慧健康，2022，8（15）：171.

2.维生素D缺乏的诊疗

维生素D是一组类固醇衍生物，属于脂溶性维生素，主要为维生素D_3（胆骨化醇）和维生素D_2（麦角骨化醇）。维生素D的主要功能是维持人体内钙的代谢平衡以及骨骼形成。

此外，由于维生素D受体广泛分布于人体各组织系统，维生素D活性形式1，25-（OH）$_2$D具有激素样作用。维生素D具有广泛的生理作用，维生素D缺乏与人体免疫功能异常、心血管疾病、代谢性疾病、自身免疫性疾病、肿瘤等密切相关。"维生素D是调节人体钙磷正常吸收的一个主要元素，有利于人体内钙磷正常代谢的维持，同时，还有利于钙磷的正常吸收，其能够给骨骼矿化起到一定的促进作用，使骨钙流失水平得以降低，有利于钙盐更新和新骨生成"[①]。

维生素D缺乏性佝偻病（简称佝偻病）是维生素D缺乏引起体内钙磷代谢异常，导致生长期骨组织矿化不全，产生以骨骼病变为特征的全身慢性营养性疾病，是维生素D缺乏的最严重阶段。

皮肤中的7-脱氢胆固醇经紫外线照射激发后可转变成维生素D，阳光照射产生的维生素D与来自食物的维生素D均与血液中的维生素D蛋白结合而转运到肝脏，并羟化成25-（OH）D。25-（OH）D是维生素D在血液循环中的主要形式。25-（OH）D可在肾脏以及其他组织中再次羟化为1，25-（OH）$_2$D。1，25-（OH）$_2$D是维生素D的活性形式。

儿童维生素D的主要来源是由阳光照射皮肤而产生，但目前尚无法确定获得足量维生素D所需要的阳光照射时间。天然食物（包括母乳）中维生素D含量少。强化维生素D的配方奶或其他食品能提供维生素D。

为预防佝偻病和维生素D缺乏，健康婴儿、儿童和青少年，至少摄入维生素D 10μg/d（400U/d）。同时具体建议：母乳喂养或部分母乳喂养婴儿，从出生数天内就开始补充维生素D 10μg/d（400U/d）；非母乳喂养婴儿，如每日摄入维生素D强化配方奶不足1000mL，应该补充维生素D 10μg/d（400U/d）；儿童、青少年如果不能从每日摄入的维生素D强化配方奶、牛奶或其他强化食品中获得400U维生素D，应该补充维生素D 10μg/d（400U/d）。

（1）维生素D缺乏的诊断。维生素D缺乏及佝偻病诊断可以依据高危因素、临床表现、实验室检查以及影像学检查结果等综合判断。

---

① 张彩虹.维生素D缺乏对儿童生长发育情况的影响[J].婚育与健康，2023，29（5）：123.

第一，高危因素。缺乏阳光照射以及未预防性补充维生素D，是造成儿童维生素D缺乏的主要原因。

婴儿、儿童、青少年是维生素D缺乏的高危人群。

皮肤颜色深、衣物遮盖、空气污染、高楼遮挡、居住在北方高纬度地区、冬季阳光强度弱等，均制约了由阳光照射皮肤产生足量维生素D而造成维生素D缺乏。

母亲妊娠期维生素D缺乏、早产/低出生体重、双胎/多胎等，致使胎儿期维生素D储存不足，造成婴儿出生早期维生素D缺乏或不足。

母乳维生素D含量低，纯母乳喂养而未预防性补充维生素D的婴儿容易出现维生素D缺乏。

患腹泻、肝胆疾病时，肠道维生素D吸收不良；患慢性肝脏、肾脏疾病时，维生素D转化成25-（OH）D及1，25-（OH）$_2$D活性形式减少；而利福平、异烟肼、抗癫痫药物，加速了体内25-（OH）D降解，也造成维生素D缺乏。

第二，临床表现。维生素D不足、轻度维生素D缺乏以及佝偻病早期无特异性临床表现。少数患儿可能表现为易激惹、烦躁、哭闹等非特异性神经精神症状，或表现为骨折风险增加和肌肉疼痛等。维生素D缺乏性佝偻病是维生素D缺乏最严重的阶段，发病高峰在婴儿3～18月龄之间。

（2）维生素D缺乏的预防。鼓励妊娠母亲增加户外活动，适量补充维生素D以维持血清25-（OH）D＞75nmol/L（30ng/mL）。

鼓励母乳喂养，并从婴儿出生数天内开始补充维生素D 400U/d（10ng/d）。母乳不足或不能母乳喂养时，强调选择强化维生素D的配方奶，如果婴儿配方奶的摄入量不足可考虑补充维生素D。长期临床经验证实，补充维生素D 400U/d（10μg/d）是安全的剂量，并能有效预防儿童维生素D缺乏及佝偻病。

早产/低出生体重、双胎/多胎婴儿，出生早期应加大维生素D补充剂量，可给予维生素D 800～1000U/d（20～25μg/d），3个月后改为400U/d（10μg/d）；或选择特殊配方的早产儿配方奶，以及母乳强化剂等。

增加户外活动有利于皮肤合成维生素D，但考虑到紫外线对儿童皮肤的损伤，目前不建议6个月以下婴儿在阳光下直晒，儿童、青少年参加户外活动时也应注意防晒。

（3）维生素D缺乏的治疗。增加户外活动和阳光照射，增加皮肤维生素D合成。积极查找导致维生素D缺乏的高危因素或基础疾病，并采取有效干预措施。

儿童轻度维生素D缺乏及不足时，可给予双倍预防剂量的维生素D补充剂，即800U/d（20ng/d），持续治疗3~4个月，然后恢复400U/d（10ng/d）的常规补充剂量。

患慢性肝脏、肾脏疾病及长期使用影响维生素D的代谢药物时，需加大维生素D补充剂量，但必须监测血清25-（OH）D水平及血钙水平。

乳类是婴儿钙营养的优质来源，一般维生素D缺乏无须补钙。当膳食钙摄入能满足需要时，则不必同时补充钙剂。而当膳食钙摄入明显不足或同时存在其他钙缺乏高危因素时，需考虑同时补充钙剂。

3.钙缺乏的诊疗

钙是人体内含量最丰富的矿物元素，足量钙摄入对维持儿童、青少年正常的骨矿物含量、骨密度，达到高骨量峰值，减少骨折和老年期骨质疏松风险至关重要。此外，钙离子还参与人体内多种生理功能，如血液凝固，维持心脏、肌肉、神经正常兴奋性，信号传导，以及膜的通透性等。研究表明，人体钙缺乏将增加各种慢性代谢性疾病的风险，如骨质疏松症、高血压、肿瘤、糖尿病等。

人体内99%的钙分布于骨组织中。1%平均分布于牙齿与软组织中，只有0.1%的钙存在于细胞外液中。

钙主要在近端小肠以主动或被动形式吸收，当膳食钙摄入不足时，以主动吸收为主，但主动吸收不能完全补偿钙摄入不足。钙主动吸收需要维生素D，维生素D缺乏或不足时，钙主动吸收下降，间接造成钙缺乏。妨碍钙吸收的膳食因素有酒精、咖啡因、草酸、植酸等。蛋白质摄入对钙代谢平衡的利弊尚有争议，高蛋白膳食增加尿钙排出，但同时又促进肠道钙吸收。脂肪有助于膳食钙的吸收。

人体钙的代谢平衡受到维生素D、甲状旁腺素、降钙素等激素以及皮肤、肠道、肾脏、骨骼等组织器官的调控。人体钙代谢还与磷、镁以及维生素A、C、K等微量营养素密切相关。遗传因素、种族、性别等也影响钙的吸收和平衡。

此外，运动锻炼也是骨骼健康的重要决定因素，跑、跳等中等程度的负重运动有利于骨骼钙沉积，达到更高的骨量峰值。

奶和奶制品是儿童钙的主要来源，也是最佳来源；绿色蔬菜、大豆及其制品也含有较高的钙，可作为钙的补充来源；强化钙的食品也提供部分钙。人体钙的需要量受年龄、性别、遗传、饮食和生活方式、地理环境等多种因素的影响，人体内钙的代谢平衡复杂，目前还难以确定人体钙的实际需要量。

（1）钙缺乏的诊断。钙缺乏的诊断可依据高危因素、临床表现、实验室检查以及骨矿物质检测结果等综合判断。

第一，高危因素。长期膳食钙摄入不足，以及维生素D不足或缺乏致使肠道钙吸收不良，是导致钙缺乏的主要原因。2岁以下婴幼儿、青春期少年，因生长快速，骨量迅速增加，对钙的需要量相对较高，是钙缺乏的高危人群。其中，婴儿期是一生中骨钙沉积比例相对较高的时期；而在3～4年的青春快速生长期间，青春期少年共获得约40%的其成人期的骨量。女孩在12.5岁、男孩在14岁时，骨骼钙的沉积速率达到峰值。

母亲妊娠期钙和（或）维生素D摄入不足、早产/低出生体重、双胎/多胎等，致使胎儿期钙储存不足，造成婴儿出生早期钙缺乏。母乳钙磷比例合适，吸收率高，母乳不足及离断母乳后未用配方奶或其他奶制品替代，儿童、青少年膳食中缺乏奶类等高钙食物，则是导致儿童钙缺乏的重要因素。大量果汁及碳酸饮料因挤占奶类摄入而影响钙摄入。患腹泻、胃肠道疾病时，肠道钙吸收利用不良，也容易引起钙缺乏。

维生素D不足或缺乏，以及患肝脏、肾脏疾病而影响维生素D活性，也是造成钙缺乏的重要因素。

第二，临床表现。儿童钙缺乏常无明显的临床症状与体征。少数患儿可出现生长痛、关节痛、心悸、失眠等非特异症状。严重钙缺乏导致骨矿化障碍，出现佝偻病临床表现。

新生儿期可因暂时性甲状旁腺功能不足和钙缺乏而导致低钙血症，致使神经肌肉兴奋性增高，出现手足搐搦、喉痉挛，甚至全身性惊厥。

（2）钙缺乏的预防。鼓励母乳喂养，母乳是婴儿钙的优质来源。只要母乳充足，婴儿钙营养足够；当不是母乳喂养或母乳不足时，充分的配方粉喂养仍可提供充足的钙营养。

当维生素D水平保持适宜时，青春期前儿童每日摄入500mL牛奶或相当量的奶制品大致可满足钙的需要。而青春期少年则需要每日摄入750mL牛奶，才能满足其快速生长对钙的需要。大豆制品、绿色蔬菜以及钙强化的食品可作为钙的补充来源。

（3）钙缺乏的治疗。调整膳食，增加膳食钙的摄入。积极查找导致钙缺乏的高危因素或基础疾病，并采取有效的干预措施。钙补充剂量以补足食物摄入不足部分为宜。只有在无法从食物中摄入足量钙时，才适量使用钙补充剂。儿童钙缺乏并伴有维生素D缺乏高危因素时，应同时补充维生素D。

此外，儿童钙缺乏还常与其他微量营养素，如镁、磷、维生素A、C、K缺乏等并存，在补充钙的同时应注意补充其他相关微量营养素。

4.铁缺乏的诊疗

铁是人体必需的微量营养素，参与血红蛋白和DNA合成以及能量代谢等重要生理过程。铁缺乏（ID）是指体内总铁含量降低的状态，包括铁减少期、红细胞生成缺铁期、缺铁性贫血3个发展阶段。严重缺铁所导致的缺铁性贫血是造成早产和新生儿死亡的重要疾病因素，而即使是不伴贫血的轻微铁缺乏就已经会对儿童的认知、学习能力和行为发育等造成不可逆转的损害。铁缺乏是目前世界范围内最常见的营养素缺乏症。

膳食中有两种形式的铁，血红素铁和非血红素铁，其中，非血红素铁是膳食铁的主要形式。血红素铁和非血红素铁的肠道吸收途径完全不同。膳食钙抑制非血红素铁的吸收，而维生素C则促进非血红素铁的吸收。其他抑制非血红素铁吸收的膳食因素包括植酸、酚类、大豆等。

吸收进入人体的铁主要用于合成血红蛋白。处于快速生长期的婴儿、青春期少年因血容量扩张迅速，约90%的吸收铁进入血液系统，成人则为80%。进入血液系统的铁可循环利用，仅少量通过肠道黏膜细胞脱落等途径而流失。铁与维生素A、锌的代谢关系密切。

血红素铁来自动物性食物中的血红蛋白和肌红蛋白，而动物性食物中其他的铁以及来自植物性食物的铁则为非血红素铁。肝脏、动物血、牛肉、瘦肉等含铁丰富，且血红素铁含量高，是膳食铁的最佳来源；鱼类、蛋类含铁总量及血红素铁均低于肉类，但仍优于植物性食物；新鲜绿叶蔬菜含铁量较高，且富含促进铁吸收的维生素C，可作为膳食铁的补充来源；强化铁的食品也可提供部分非血红素铁。

（1）铁缺乏的诊断。铁缺乏的诊断可依据高危因素、临床表现以及实验室检查结果等综合判断

第一，高危因素。长期摄入不足是导致铁缺乏的主要原因。

2岁以下婴幼儿、青春期少年，因生长快速，血容量快速增加；男性青少年

的肌肉量迅速增加和女性青少年的月经失血，以上这些人群对铁的需要量相对较高，是铁缺乏的高危人群。

母乳铁生物利用率高但含量低，4~6月龄以前的婴儿主要依靠胎儿期储存铁的循环利用而维持铁平衡。4~6月龄后的婴儿必须从辅助食品中获得足量的铁，如辅助食品以未强化铁的植物性食物为主，则容易造成4~6月龄后婴儿铁缺乏。

母亲妊娠期铁摄入不足或罹患影响铁代谢的妊娠期糖尿病、早产/低出生体重、双胎/多胎，致使胎儿期铁储存不足，将造成婴儿出生早期铁缺乏。

膳食中缺乏肉类等动物性食物，膳食铁绝大多数为生物活性低的非血红素铁，是造成贫困地区和素食儿童铁缺乏的重要因素。

腹泻、消化道出血等各种胃肠道疾病，以及长期反复感染，导致铁吸收利用不良，是铁缺乏的重要因素。青春期少女月经失血量过大致使铁丢失增多也可导致铁缺乏。

第二，临床表现。铁缺乏、缺铁性贫血早期无特异性临床表现。缺铁性贫血为缺铁的严重阶段，患儿可表现为面色苍白、无力、表情淡漠等。

（2）铁缺乏的预防。积极预防和纠正妊娠母亲缺铁性贫血、减少妊娠期糖尿病、降低早产率。新生儿出生时延迟结扎脐带2~3min，可显著增加储存铁，减少婴儿铁缺乏。

提倡母乳喂养，如母乳不足或不能母乳喂养时，强调选择强化铁的配方奶。

婴儿4~6月龄后，应及时添加辅助食品。建议首选强化铁的婴儿食品或肉类、肝脏等富含血红素铁的动物性食物。发达国家普遍使用铁强化婴儿配方奶和婴儿米粉等，使婴儿铁缺乏和缺铁性贫血显著减少。

合理搭配饮食，增加富含血红素铁的肉类、肝脏等食物以及富含维生素C的新鲜蔬菜、水果的摄入，是预防铁缺乏和缺铁性贫血的重要措施。强化铁的食品也有助于增加铁的摄入，预防铁缺乏。

建议早产/低出生体重婴儿预防性补充铁剂。从出生后4周开始，母乳喂养婴儿补充元素铁每天2mg/kg，配方奶喂养婴儿补充元素铁每天1mg/kg，直至校正年龄1岁。

此外，对于婴儿和青少年等铁缺乏高危人群，应定期筛查血红蛋白浓度，积极纠正贫血。强调对缺铁性贫血的早期发现并积极纠正。

（3）铁缺乏的治疗。改善膳食，增加血红素铁、维生素C的摄入，提高膳食铁的摄入量和生物利用率。积极查找导致铁缺乏的高危因素或基础疾病，并采取有效干预措施。

高度怀疑缺铁性贫血或确诊缺铁性贫血时，应积极足量补充铁剂，使血红蛋白尽快恢复正常水平。治疗缺铁性贫血期间，同时口服维生素C促进铁吸收。

通常情况下，口服铁剂治疗2周后血红蛋白浓度即开始上升，4周后血红蛋白浓度应恢复正常或明显上升。口服铁剂治疗至血红蛋白浓度恢复正常后，还需要继续口服铁剂2个月，以恢复机体储存铁水平。

足量补充铁剂后血红蛋白浓度无改变，则应考虑诊断是否正确，患儿是否按医嘱服药，是否存在影响铁吸收或导致铁继续流失的原因，必须进一步检查或转诊。

第二节　儿科心血管系统疾病

一、儿童感染性心内膜炎

感染性心内膜炎（IE）是儿科严重的感染性疾病之一。近年IE的发病率有增高的趋势，IE的临床特点也在发生变化，使得对IE的诊断及处理面临新的挑战。IE的临床处理只有多学科（小儿心脏内、外科、感染病科、微生物学及临床药学等）专业人员共同参与，才能进一步提高诊治效果，主要包括以下几个方面。

（一）儿童感染性心内膜炎的检查方式

1.病原学检查

最常见的病原菌为草绿色（α溶血性）链球菌与金葡菌，约占阳性血培养的80%以上，金葡菌有增多的趋势，营养变异链球菌较前增多，其他尚有凝固酶阴性葡萄球菌、牛链球菌、β溶血性链球菌、肺炎链球菌、肠球菌、HACEK菌组（嗜血杆菌、放线杆菌、人心杆菌、埃肯杆菌及KingeUa杆菌）、真菌等。非细菌病原体如伯纳特立克次体、巴尔通体、衣原体等引起的IE在国外也有报道。新生儿IE主要由金葡菌、凝固酶阴性葡萄球菌和B族链球菌引起。

病原体的检出和药物敏感试验对IE确定诊断和选择有效药物均有重要帮助。

（1）血培养。在确诊的IE患儿中，未用抗生素时血培养阳性率可达90%以上。血培养阴性可能与不恰当培养技术、苛养菌或非细菌病原体感染及血培养前已使用抗生素有关。因此，规范血培养的操作对提高病原菌的检出率有重要意义。

对拟诊为IE者，必须在使用抗菌药物前1~2h内采血3次做血培养，每次在不同部位采血。由于菌血症是持续的，因此不必选在高温时抽血。应该经严格皮肤消毒后采取静脉穿刺采血（不要在血管内留置导管处采血）。如果已短期使用抗生素，应尽可能停药至少3d后采血送培养；若已经长期抗生素治疗，则停药的时间应更长。若病情不允许停药，可在下次用抗生素前半小时采血培养，同时使用添加抗菌药物吸附剂的血培养瓶。

每次血培养应包括需氧菌培养和厌氧菌培养，根据临床情况考虑是否增加真菌培养。应采用儿童培养瓶，培养基与血的比例以10：1为宜。采血量是儿童3~5mL，婴幼儿1~2mL，血量过少可能会减少细菌的检出机会。血培养标本应尽快（2h内）送往实验室，并注明患儿为临床可疑IE。

血培养时间因菌种及含菌量不同而不同。常见菌在18~24h可见阳性结果。大多数血培养需在全自动血培养系统中培养6d。如结果为阴性，而临床高度疑诊IE者可采用其他方法再次检查，如考虑真菌、厌氧菌及其他非典型病原体感染需改善培养条件；采用血清学方法（ELISA或免疫荧光法等）或分子生物学技术（PCR等）检测微生物的抗原、抗体、DNA片段。血培养阳性时，应对检出的病原体作药物敏感试验，有条件时最好测定药物的最低抑菌浓度（MIC），可采用微量稀释法或半定量E试验法，病原微生物应当储存至少1年。

（2）心脏赘生物或感染组织的培养和分子生物学检查。对急性IE患儿手术中取得的心脏赘生物或感染组织也应做培养检查。组织培养对苛养菌的检测尤其有用。小块的组织应当加少量的无菌生理盐水以保持一定的湿度，并立即送实验室，也可用分子生物学技术检测赘生物或感染组织内的微生物，以提高细菌的检出率。

（3）血清学方法。血清学检查对诊断伯纳特立克次体（Q热病原体）、巴尔通氏体属、布鲁氏菌、军团菌、衣原体（免疫缺陷者）等感染的IE尤其重要。使用间接的免疫荧光或ELISA方法可以诊断。升高的抗体滴度若结合其他临床信息有助诊断。如在治疗后几个月内抗体滴度明显下降，也可作为病原诊断的证据。

2.超声心动图检查

心内膜受损的超声心动图征象主要有：赘生物、腱索断裂、瓣膜穿孔、心内修补材料部分裂开、心内脓肿及人工瓣膜瓣周脓肿等。在小儿IE病例中，超声心动图检查可见心内膜受损征象者约占85%，其中以赘生物最常见，瓣膜穿孔及先天性心脏病术后补片裂开较少见，小儿IE病例中心内脓肿及人工瓣膜瓣周脓肿最为罕见。赘生物在二维超声心动图中呈回声增强的摆动团块，附着于瓣膜、心腔壁或肺动脉腔壁。小儿IE病例中，也有赘生物呈不摆动者。

对临床疑似IE病例应尽早进行超声心动图检查，以发现心内膜损害的征象，同时评估瓣膜及心脏功能，这对诊断及病情观察均很重要。未见到赘生物不能排除IE。如果超声心动图检查结果阴性，而临床表现仍酷似IE的病例则需要在7~10d后复查超声心动图。在治疗过程中，如出现心力衰竭或心脏杂音改变等病情恶化现象，也需要及时复查超声心动图。赘生物增大、瓣膜穿孔、反流加重等症状对手术处理的决定非常重要。经食管超声心动图对IE的诊断优于经胸超声心动图对IE的诊断。但是小儿胸壁较薄，透声条件较好，经胸超声心动图对IE的诊断效果已能达到临床要求。

3.一般化验检查

血红细胞和血红蛋白降低，可呈进行性。血白细胞总数增高，嗜中性多核白细胞比例升高。红细胞沉降率增快，血清C反应蛋白增高，部分病例可见蛋白尿和镜下血尿。约半数病例的类风湿因子及循环复合物呈阳性，病程较长者阳性机会多。

（二）儿童感染性心内膜炎的诊疗

1.儿童感染性心内膜炎的易感因素

大多数IE患儿存在易感因素，其中以先天性心脏病最多。在先天性心脏病中以室间隔缺损、动脉导管未闭、主动脉瓣病变、发绀型先天性心脏病等较为多见。先天性心脏病术后病例，特别是外科手术应用修补材料、管道、人工瓣膜及术后残余分流或梗阻的病例均易发生IE。对于室间隔缺损及动脉导管未闭的患儿，若术后超过6个月无残余分流存在，则不增加IE的风险。近年来，随着风湿热发病率的降低，风湿性心脏病已不是常见的基础心脏病。

心导管检查、经导管介入治疗、静脉内置管等也是IE的易感因素。病原微生物多为咽喉部、消化道、皮肤部位的常居菌，拔牙、洗牙、牙周手术、扁桃体摘除术等均可导致菌血症。

无基础心脏病或其他易感因素的病例约占IE总数据的5%～10%，患儿大多为金黄色葡萄球菌感染，常累及左侧心脏瓣膜。

2.儿童感染性心内膜炎的临床表现

IE是累及多系统的疾病，菌血症、心脏瓣膜炎症及损害、免疫反应及栓塞构成其主要的临床表现。临床表现及其严重程度与相关的合并症及病原微生物也有密切关系。新生儿IE的临床表现不典型，与脓毒症及其他原因引起的心功能不全难以区别。常见感染性栓塞引起的骨髓炎、脑膜炎、肺炎等临床表现，也可有呼吸窘迫、心脏杂音、低血压等症状。新生儿IE病死率高。

（1）发热是最常见的症状，体温多数超过38℃，热型可不规则或低热。少数病例体温可正常。

（2）心功能不全及心脏杂音。部分病例呈现心功能不全或原有心功能不全加重。体温正常的IE患儿多伴有心功能不全。瓣膜损伤反流可出现相应的心脏杂音，或使原有的杂音性质、响度发生改变，但有时较难察觉。

（3）血管征象。瘀斑（球结膜、口腔黏膜、躯干及四肢皮肤）及Janeway斑（手掌和足底红斑或无压痛的出血性瘀点）较少见。主要血管（肺、脑、肾、肠系膜、脾动脉等）栓塞是IE的重要合并症，可出现相关部位的缺血、出血症状（如胸痛、偏瘫、血尿和腹痛等）。

（4）免疫征象。指（趾）甲下出血（呈暗红、线状）、OSier结节（指、趾掌面红色皮下结节）及Roth斑（眼底椭圆形出血斑，中央苍白）均不是IE特有的症状，临床较少见。免疫复合物性肾小球肾炎可见于部分IE病例，可表现为血尿，肾功能不全。

3.儿童感染性心内膜炎的临床治疗

（1）抗感染治疗。抗生素的选择应根据病原体的特点、药敏试验结果以及患儿的年龄、过敏史等因素进行个体化的制定。常见的致病菌包括链球菌、葡萄球菌等，而对于真菌引起的IE，则需要选择抗真菌药物。抗生素治疗的持续时间通常较长，一般为数周，且需要密切监测患儿的治疗反应和药物不良反应，及时调整治疗方案。在一些情况下，特别是对于合并心脏瓣膜破坏、脓肿形成等严重并发症的患儿，心血管手术可能是必要的。手术的目的包括清除心脏内的感染物质、修复或替换受损的心脏瓣膜以及纠正心脏结构的异常。手术时机的选择要根据患儿的具体情况，通常在抗生素治疗3～7d后。但有些特殊情况可能需要更早的手术干预。手术后，患儿需要继续接受抗生素治疗，以预防感染的复发。

（2）在治疗过程中，患儿的康复管理包括但不限于合理的营养支持、心理支持、抗凝治疗等。康复阶段需要密切监测患儿的生长发育、免疫功能、心脏功能等方面的情况，及时发现并处理潜在的并发症。此外，家庭的支持和合作也对患儿的康复起着重要的作用，医护人员需要与患儿及其家属建立有效的沟通，提供相关的健康教育，以确保患儿获得全面而持续的照护。

总而言之，儿童感染性心内膜炎的治疗是一个复杂而综合性的过程，需要医生、护士、心脏外科医生、临床微生物学家等多学科的协同合作。早期的诊断、个体化的抗感染治疗、及时的心血管手术干预，以及全面的康复管理，将有助于提高患儿的治愈率，减少并发症的发生，最终实现儿童IE的全面治疗目标。

二、川崎病冠状动脉病变

川崎病冠状动脉病变是指冠状动脉炎症性改变，可导致其解剖形态异常，包括冠状动脉扩张、冠状动脉瘤、冠状动脉狭窄和闭塞等。冠状动脉扩展性病变的诊断标准为：①小于5岁儿童冠状动脉主干直径＞3mm，5岁及5岁以上儿童＞4mm；②冠状动脉局部内径较邻近处明显扩大（≥1.5倍）；③冠状动脉内径Z值≥2.0。扩张的冠状动脉内有血栓形成或内膜增厚，可产生狭窄甚至闭塞。

（一）川崎病冠状动脉病变及其引起的心肌损伤的检查方式

1.心电图

心电图包括常规心电图、运动平板试验及24h动态心电图（Holter），可见到与缺血或梗死部位相对应的ST-T改变及异常Q波。运动平板试验需4岁以上儿童才能实施，有助于发现心肌缺血。如果患儿有胸部疼痛、不适或心悸等，可选择24h动态心电图。

2.血生化检测

目前尚无儿童心肌梗死的血生化指标参考值，仅参考成人标准。主要包括肌酸激酶心肌同工酶（CK-MB）及肌钙蛋白T/I，可快速检测、快速诊断，但发病6h内阳性率较低，常需8～12h内重复检测。其他一些早期快速诊断指标，如肌红蛋白及心肌脂肪酸结合蛋白在发病1～2h即可检测到，但特异性相对较低。

3.胸部X线检查

胸部X线检查可见到心肌缺血或瓣膜病变而导致的心影扩大。如果胸片上见到冠状动脉瘤的钙化影，提示已形成巨大冠状动脉瘤或冠状动脉狭窄，须做多层螺旋CT或磁共振或冠状动脉造影。

4.超声心动图

（1）常规超声心动图是最常用的检查方法，可以观察到冠状动脉瘤以及瘤内血栓形成，同时可评估心肌及瓣膜损害心脏功能状态并观察其动态变化。三维超声对右冠状动脉和回旋支的诊断意义较大，并可观察冠状动脉瘤的腔内血栓。还可应用组织多普勒评估心肌损伤，包括节段运动异常等。

（2）负荷超声心动图包括运动负荷和药物负荷，可实时监测运动或用药时左室壁运动。多巴酚丁胺负荷超声心动图对监测冠状动脉狭窄及评估心肌节段运动异常具有重要意义。

5.血管内超声

血管内超声可评估内膜增生的严重程度，是否存在血栓或钙化及管腔狭窄的严重程度，其敏感性优于心导管检查和冠状动脉造影。

6.核素心肌显像

单光子发射计算机断层扫描可观察冠状动脉病变引起的心肌缺血或灌注不足。常用标记物有铊（TI-201）、锝（Tc-99），可同时进行运动或药物负荷心肌灌注成像。应用IBMIPP进行的心肌脂肪酸代谢显像计算机断层扫描更特异。另外，正电子发射断层成像技术可定量评估心肌的血流储备，可以更精确地评估梗死心肌的变异性。

7.心导管检查和冠状动脉造影

（1）确定冠状动脉病变程度及临床随访。目前，心导管检查和冠状动脉造影仍然为诊断冠状动脉病变的金指标。对巨大冠状动脉瘤或中型冠状动脉瘤但累及1支以上冠状动脉患儿，建议于恢复早期首次行冠状动脉造影，详细评估冠状动脉病变的形态和程度，确定治疗和随访方案。以后的随访，可根据情况进行MDCT和MRCA检查，必要时再行冠状动脉造影。如果在随访过程中有心肌缺血的证据，建议行冠状动脉造影检查，以确定是否有血栓形成或局限性狭窄。

（2）经皮冠状动脉介入治疗（PCI）和冠状动脉搭桥手术（CAGA）前后，术前决定手术指征，术后判断手术效果并进行随访。

（3）冠状动脉内溶栓。中型或巨大冠状动脉瘤患儿超声心动图检查发现瘤内血栓，且临床有急性栓塞的证据并且栓塞发生在12h以内，可通过导管溶栓并造影，但这方面的经验及报道有限。

8.多排螺旋CT（MDCT）及磁共振冠状动脉造影（MRCA）

应用MDCT和MRCA技术进行的冠状动脉造影越来越多。MDCT获得的冠状动脉图像相对清晰，但有一定程度的X线暴露。建议应用64排以上的MDCT，其X线暴露相对较少。MRCA检查所需时间较长，尤其婴儿和年幼儿童对镇静要求较高，图像获取技术难度较大，对狭窄监测的阳性率亦比MDCT低，但对钙化引起的局限性狭窄检测效果较好。

（二）川崎病冠状动脉病变的治疗

1.川崎病冠状动脉病变的药物治疗

内膜增生或血栓性闭塞导致的缺血性心脏病是川崎病冠状动脉病变远期死亡的主要原因。川崎病冠状动脉病变的治疗原则是：预防和抑制血栓形成；增加冠状动脉血流；预防或解除冠状动脉痉挛；降低心脏工作负担。

（1）抗血小板药物。血小板计数在川崎病急性期可持续轻度降低，但恢复期升高，这种血小板高聚集性状态持续至少3个月，偶尔持续1年，因此，对即使没有冠状动脉病变解剖形态异常的患儿也建议应用小剂量抗血小板药物3个月。对右冠状动脉扩张或冠状动脉瘤形成者，应持续服用小剂量抗血小板药物以预防缺血性心脏病及血小板激活引起的血栓形成。抗血小板药物的使用方法和注意事项主要包括以下方面。

第一，水杨酸3~5mg/（kg•d），1次服用，不超过100mg。不良反应为肝功能不全，胃肠道溃疡，Reye´s综合征。注意事项是有流感症状或注射流感或水痘疫苗6周内慎用或改用其他药物。

第二，氟比洛芬（氟布洛芬）3~5mg/（kg•d），分3次服用。不良反应为肝功能不全，胃肠道溃疡。注意事项是仅用于有严重阿司匹林肝毒性者，作用优于布洛芬，不良反应较轻，可用布洛芬替代，剂量相同。

第三，双嘧达莫（潘生丁）3~5mg/（kg•d），分3次服用。不良反应是窃血现象，对严重冠状动脉狭窄患儿可引起心绞痛。无注意事项。

（2）抗凝药。抗凝药应用的指征为持续有以下一项者。有巨大冠状动脉瘤形成、有急性心肌梗死发作病史或冠状动脉急剧扩张并有血栓样回声者。对冠状动脉瘤内有血栓的患儿建议应用华法林或肝素治疗；对于巨大冠状动脉瘤患儿建议联合应用抗血小板药物和抗凝剂以预防血栓性梗阻。对药物剂量的调节需参考是否有出血倾向的可能性进行。个体差异很大。

第一，华法林0.05~0.12rag/（kg•d），1次；3~7d起效；剂量调整间每周测国际标准化比率，稳定后每1~2个月测1次。不良反应为出血。注意事项：调整国际标准化比率至1.5~2.5之间；如有出血，应用VitK₁中和。降低华法林药效的因素：巴比妥盐、激素、绿色蔬菜、绿藻和绿色饮料；提高华法林药效的因素：水合氯醛、非甾体类消炎药、胺碘酮、他汀类、抗肿瘤、抗生素、抗真菌药、波立维。

第二，低分子肝素。年龄＜12月龄；治疗：每天3mg/kg，分2次；预防：每天1.5mg/kg，分2次。年龄＞12月龄；治疗：每天2mg/kg，分2次；预防：每天1mg/kg，分2次。须皮下注射，2次/d，但起效快，用于住院患儿，治疗血栓形成，长期预防需停药前3d加华法林口服。不良反应为出血。注意事项：调整抗因子Xa水平至0.5~1.0U/mL之间。

第三，溶栓治疗。川崎病患儿发生机械能冠状动脉阻塞需行溶栓治疗，建议在急性心肌梗死发生的12h内尽早用药，超过12h溶栓意义不大。为使阻塞冠状动脉再通、挽救梗死心肌、提高生存率，因在这方面儿科经验有限，可尝试溶栓，但需谨慎。

第四，其他。可选择性应用钙通道阻滞剂、β受体阻滞剂及硝酸酯类药物扩展冠状动脉和抗心绞痛；对于心肌梗死后左室功能降低的患儿，给予血管紧张素转化酶抑制剂或血管紧张素受体拮抗剂可降低死亡率，并减少心脏病事件发生频率。

2.川崎病冠状动脉病变的非药物治疗

部分川崎病冠状动脉病变患儿可发生缺血性心脏病。对药物治疗不能改善缺血表现者需采取非药物治疗，包括PCI和CABG。

（1）PCI。适应证：有明显的缺血症状、体征，或各种负荷试验有缺血表现，或者虽无缺血表现，但冠状动脉重度狭窄（≥75%），有进展成严重冠状动脉缺血性疾病可能。禁忌证：多发冠状动脉病变，或对侧冠状动脉有显著狭窄或闭塞，或冠状动脉病变，或冠状动脉长段病变。

PCI技术包括：血管内溶栓、冠状动脉球囊成形术、冠状动脉内支架植入术和旋磨消融术。PCI术后3~6个月需行冠状动脉造影，评估治疗效果，且必须继续抗血栓和抗血小板治疗。目前，其术后再狭窄率、远期效果的数据均有限。

（2）冠状动脉移植手术。如果冠状动脉造影出现以下任何一种情况均应考虑手术治疗，但须具备的前提包括：①负荷影像学检查显示心肌缺血可逆；②通过移植血管灌注的心肌仍然具有活力；③拟搭桥的血管远端没有显著病变。

第一，冠状动脉造影发现：左冠状动脉主干或多支冠状动脉或左前降支远端出现严重闭塞性病变；侧支血管处于危险状态。

第二，如果已经发生过心肌梗死，而且有再发生的可能性，即使只是单独右冠状动脉系统病变亦需要考虑手术；闭塞性冠状动脉再通或有侧支形成，一旦发现有严重心肌缺血，应考虑手术。

第三，节段性左室收缩功能不良患儿可以实施CABG手术，但最好左室功能良好。严重、弥漫性左室收缩功能不良患儿需全面衡量、仔细决定，有的可能需要心脏移植。

第三节　儿科泌尿系统疾病

一、小儿急性肾小球肾炎

急性肾小球肾炎是不同病因所致感染后的免疫反应引起的一种急性弥漫性肾小球炎性病变。"感染介导的循环中抗原抗体免疫复合物沉积在肾小球基膜上，进而激活补体产生免疫病理损伤而致病，因此，急性肾小球肾炎称作感染后肾小球肾炎更为合适。"[①]急性肾小球肾炎是小儿时期最常见的一种肾脏疾病，任何年龄均可发病，5~14岁多发，2岁以下发生较少。

急性肾小球肾炎是儿科常见的免疫反应性肾小球疾病，是一组病因不一，临床表现为急性起病，多有前驱感染，以血尿为主，伴有不同程度的蛋白尿，可有水肿、高血压或肾功能不全等特点的肾小球疾患。多有以呼吸道及皮肤为主的前驱感染，3~12岁小儿多见。本病有多种病因，但绝大多数是由A组乙型溶血性链球菌感染引起，其他细菌如绿色链球菌、肺炎链球菌、金黄色葡萄球菌、伤寒杆菌、流感杆菌等，病毒如柯萨奇病毒B4型、ECHO病毒9型、麻疹病毒、腮腺炎病毒、乙型肝炎病毒、巨细胞病毒、EB病毒、流感病毒等，还有疟原虫、肺

---

① 万忆春.实用儿科疾病诊疗精要[M].长春：吉林科学技术出版社，2018：219.

炎支原体、白色念珠菌、丝虫、钩虫、血吸虫、弓形虫、钩端螺旋体等也可导致急性肾小球肾炎。

中医无完全对应的疾病名称，但根据其临床表现，多属"水肿""尿血"等范畴。

（一）小儿急性肾小球肾炎的检查

第一，血常规。红细胞计数和血红蛋白可稍低，系因血容量扩大、血液被稀释所致。白细胞计数正常或增高，与原发感染灶是否存在有关。

第二，尿常规。尿蛋白定性多在+～++，少数可达+++，红细胞+～++++不等，尿浓缩功能受损则可见尿比重降低。

第三，血沉。血沉增快，常提示肾炎病变活动，可在2～3月内恢复正常。

第四，血清学检查。咽炎后可见抗双磷酸吡啶核苷酸酶（ADPNase）抗体、抗链球菌溶血素"O"（ASO）升高，后者通常于链球菌感染后10～14天出现，3～5周达到高峰，3～6月恢复正常。脓皮病后可见抗脱氧核糖核酸酶（AD-Nase-B）抗体、抗透明质酸酶（AHase）抗体升高。血清补体C3早期可下降，6～8周时多恢复正常。

第五，尿沉渣检查。尿红细胞计数>1万/mL或>5个/高倍镜视野（HPF），相差显微镜下尿红细胞多60%扭曲变形，还可见白细胞、肾小管上皮细胞、红细胞管型。

第六，尿蛋白定量。尿蛋白定量一般<3g/d，可持续3～4周，恢复先于血尿的消失。

第七，B超。肾脏B超急性期可见肾皮质回声增强。

第八，肾活检。必要时可进行肾活检。

第九，血生化及肾功能的检查。白蛋白、总蛋白、胆固醇、甘油三酯多在正常范围，可见血尿素氮（BUN）、肌酐（Cr）一过性升高，血磷升高提示肾小球滤过率（GFR）减退，还可见血钾升高、二氧化碳结合率降低。

（二）小儿急性肾小球肾炎的诊疗

1.小儿急性肾小球肾炎的临床表现

绝大多数患儿有前驱感染，以呼吸道或皮肤感染为主，急性起病，可见血尿（肉眼血尿或镜下血尿）、尿多泡沫、尿量减少、水肿（仅眼睑及颜面部或全身）、高血压、蛋白尿、发热（低热或高热），可伴全身不适、乏力、腰痛、头晕、头痛、鼻出血、咳嗽、气急、纳差、恶心、呕吐、腹泻、排尿困难等，重症可发生严重循环充血、高血压脑病、急性肾功能不全等并发症。

2.小儿急性肾小球肾炎的鉴别

（1）需与急性肾小球肾炎鉴别的病种，主要包括：急进性肾小球肾炎、肾炎型肾病综合征、IgA肾病、慢性肾炎急性发作、过敏性紫癜性肾炎、乙型肝炎病毒相关性肾炎、狼疮性肾炎。

（2）需与急性肾小球肾炎并发症鉴别的病种，主要包括：急性呼吸衰竭、充血性心力衰竭、肺源性心脏病、小儿颅内高压。

3.小儿急性肾小球肾炎的治疗

（1）药物治疗，主要包括以下方面。

第一，抗生素治疗。小儿急性肾小球肾炎的治疗首要考虑对感染源的控制。因此，抗生素的使用成为治疗的重要环节。根据病原菌的不同，选择合适的抗生素对于提高治疗效果至关重要。对于链球菌感染，青霉素类药物是常见的治疗选择，而对于其他致病菌感染，如肺炎球菌等，选择广谱抗生素则更为合适。

第二，免疫抑制剂治疗。小儿急性肾小球肾炎的病理机制涉及免疫系统的异常反应，因此，免疫抑制剂的使用也成为治疗的一部分。糖皮质激素（如泼尼松）常用于抑制免疫反应，减轻炎症，进而减缓疾病的发展。免疫抑制剂的使用需要仔细权衡风险和益处，因为它可能引发一系列副作用，如免疫抑制导致的感染风险。

第三，利尿剂。小儿急性肾小球肾炎患者往往伴有水肿和高血压等症状，因此，利尿剂的应用有助于排出多余的体液，缓解水肿。常用的利尿剂包括噻嗪类和袢利尿剂，但在使用过程中需要密切监测患者的电解质水平，以防止电解质发生紊乱。

（2）支持性治疗，主要包括以下方面。

第一，营养支持。小儿急性肾小球肾炎患者由于疾病导致的代谢异常，常伴有食欲不振和体重下降。因此，提供充足的营养支持对于患者的康复至关重要。营养师应根据患者的具体情况设计合理的饮食计划，确保患者获得足够的热量和营养物质。

第二，液体管理。由于小儿急性肾小球肾炎患者往往伴有水肿，因此需要进行严密的液体管理。合理控制液体的摄入，监测尿量和体重的变化，有助于防止水分潴留和保持水电解质平衡。在液体管理过程中，医护人员应密切关注患者的生理指标，及时调整液体治疗方案。

第三，高血压管理。小儿急性肾小球肾炎患者常伴有高血压，因此，有效的高血压管理是治疗的重要环节。抗高血压药物的选择应根据患者的具体情况，如年龄、血压水平和并发症等因素进行个体化调整。监测血压的变化，调整药物剂量，是确保治疗效果的关键。

（3）预防性干预，主要包括以下方面。

第一，复发预防。小儿急性肾小球肾炎患者存在一定的复发风险，因此，预防性干预显得尤为重要。长期使用低剂量的糖皮质激素或其他免疫调节药物，有助于降低疾病的复发率。同时，定期随访患者，监测相关生化指标，对于及时发现病情变化并进行治疗方案的调整至关重要。

第二，感染预防。小儿急性肾小球肾炎常由感染引起，因此，预防感染是治疗的重要方面。加强个人卫生，注重空气传播和飞沫传播的防护，及时治疗呼吸道感染等，可以有效减少感染的发生，从而降低小儿急性肾小球肾炎的发病率。

总而言之，在小儿急性肾小球肾炎的治疗过程中，综合性治疗策略显得尤为重要。药物治疗、支持性治疗和预防性干预相互交织，形成一个系统而完整的治疗方案。在具体实施过程中，医务人员应根据患者的个体差异进行个性化治疗，密切监测疾病的发展，及时调整治疗方案，以提高治疗效果，降低并发症的发生率。通过全面了解小儿急性肾小球肾炎的治疗原则，医疗团队可以更好地应对这一疾病，提高患者的生活质量和康复率。

二、儿童紫癜性肾炎

（一）儿童紫癜性肾炎的检查

儿童紫癜性肾炎是一种常见的小儿肾小球疾病，其特征性表现为紫癜，伴有肾功能损害。早期的准确诊断对于制定有效的治疗方案至关重要，因此，深入了解儿童紫癜性肾炎的检查方法以及其临床应用显得尤为重要。儿童紫癜性肾炎主要表现为小血管炎症，常伴随IgA免疫复合物的沉积，导致肾小球损伤。紫癜是其典型表现之一，但并非所有患者都表现为相同的症状，肾功能损伤的严重程度也因个体差异而异。因此，全面而深入的检查方法对于准确判断疾病的发展阶段和制定个体化治疗方案至关重要。儿童紫癜性肾炎的常规检查方法主要包括以下方面。

第一，尿常规检查。通过检测尿液中的蛋白、红细胞、白细胞等指标，可以初步判断肾小球滤过膜的损伤程度。对于紫癜性肾炎患儿，尿常规检查中常出现蛋白尿、血尿等异常，这有助于早期诊断及监测疾病进展。

第二，血生化检查。血生化检查可以评估患者的肾功能状况，包括血尿素氮（BUN）、肌酐等指标，这些生化参数能够反映肾小球滤过功能的改变，为医生提供了判断疾病的重要线索，同时也为治疗方案的调整提供了依据。

第三，血清免疫学检查。紫癜性肾炎的发病机制与免疫系统密切相关，因此，血清免疫学检查对于深入了解患者的免疫状态至关重要，包括抗肾小球基底膜抗体（anti-GBM抗体）、IgA抗体等的检测。这些检查有助于明确疾病的免疫学特征，为治疗方案的选择提供依据。

第四，影像学检查。肾脏影像学检查，如超声检查和CT扫描，可以直观地显示肾脏结构和形态的变化，这对于评估病变的程度、了解病灶的位置及范围具有重要意义，尤其对于合并少尿或无尿症状的患者，影像学检查显得更有必要。

第五，肾活检。肾活检是确诊儿童紫癜性肾炎的"金标准"。通过取得肾小球组织标本，医生可以直观地观察组织学改变，了解病变的类型和程度。尽管肾活检是最确切的诊断手段，但由于其具有创伤性和风险性，通常仅在其他检查无法明确诊断时才被考虑。

（二）儿童紫癜性肾炎的治疗

第一，对症治疗。紫癜性肾炎的患者通常表现出皮肤紫癜、关节炎和腹痛等症状，针对这些症状的缓解是治疗的首要目标。对于皮肤紫癜，常规的抗过敏药物如抗组胺药和糖皮质激素可以用于减轻症状，但在使用过程中需要谨慎监测患者的反应。关节炎症状可以通过非甾体抗炎药进行缓解，以减轻关节疼痛和炎症。对于腹痛症状，需积极控制患者的肠道炎症反应，避免食用刺激性食物，有助于减轻腹痛症状。此外，对症治疗还包括对高血压等合并症的处理，确保患者的生命体征得到有效的控制。

第二，免疫调节治疗。紫癜性肾炎的发病机制涉及免疫复合物的沉积和炎症反应的激活，因此，通过调节免疫系统来干预疾病进程是一项关键任务。糖皮质激素是最常用的免疫抑制药物之一，通过抑制免疫反应，减轻炎症和损伤。对于

120

严重的病例，尤其是伴有明显肾功能损害的患者，免疫抑制剂如环磷酰胺等也常被考虑。然而，在使用这些药物时，需要注意其潜在的不良反应和副作用，同时密切监测患者的免疫状态和肾功能。

第三，支持性治疗。支持性治疗包括维持患者的水电解质平衡、控制高血压、预防感染等方面。对于水电解质平衡的维持，合理的液体管理对于预防肾功能进一步受损至关重要。对于高血压的控制，除了药物治疗外，限制盐分摄入、合理饮食、积极控制体重也是必不可少的。此外，紫癜性肾炎患者由于免疫系统的异常，容易发生感染，因此，要采取措施预防感染的发生，包括规范使用抗生素、加强个人卫生等。

第四，定期的随访和监测。通过监测患者的尿常规、肾功能、免疫学指标等，及时调整治疗方案，确保患者的病情得到有效控制。对于部分患者可能出现的肾功能损害，需要采取积极有效的治疗手段，包括控制原发病变、预防并发症等。

第五，全面的康复管理。康复管理包括合理的营养支持、适度的体育锻炼、心理健康的维护等方面。对于长期使用糖皮质激素等药物的患者，需关注患者的生长发育情况，及时调整药物剂量，减少潜在的不良影响。此外，通过心理干预和康复训练，有助于提高患者的生活质量，减轻患者和家庭的心理负担。

总而言之，儿童紫癜性肾炎的治疗是一个综合性的过程，需要综合考虑对症治疗、免疫调节治疗和支持性治疗等多个方面。在治疗过程中，密切的随访和监测是确保治疗效果的重要手段。通过合理、科学的治疗方案，可以有效地控制疾病的发展，提高患者的生活质量，降低并发症的发生率，为儿童紫癜性肾炎的患者带来更好的临床预后。

121

第四节 儿科血液系统疾病

一、儿童血友病

血友病是一组遗传性出血性疾病，为X性联隐性遗传。临床上分为血友病A（凝血因子Ⅷ缺陷症）和血友病B（凝血因子Ⅸ缺陷症）两型。临床特征为关节、肌肉、内脏和深部组织自发性或轻微外伤后出血难止，常在儿童期起病。儿科对血友病的识别、诊断以及积极、合理的治疗十分重要。

（一）儿童血友病的检查

由于血友病无特异性临床表现，实验室检查就尤为重要。

第一，筛选试验。内源途径凝血试验（部分凝血活酶时间，APTT）、外源途径凝血试验（凝血酶原时间，PT）、纤维蛋白原（Fg）或凝血酶时间（TT）、出血时间、血小板计数、血小板聚集试验等。以上试验除ZPTT外，其他均正常。

第二，确诊试验。因子Ⅷ活性（FⅧ：C）测定和因子Ⅸ活性（FⅨ：C）测定可以确诊血友病A和血友病B，并对血友病进行分型；同时应行vWF：Ag和瑞斯托霉素辅因子活性测定（血友病患者正常）与血管性血友病鉴别。抗体筛选试验和抗体滴度测定诊断因子抑制物是否存在。

第三，基因诊断试验，主要用于携带者检测和产前诊断。产前诊断可在妊娠8～10周进行绒毛膜活检确定胎儿的性别以及通过胎儿的DNA检测致病基因；妊娠15周左右可通过羊水穿刺进行基因诊断。女性携带者与健康男性所生的男孩中50%为患者，女孩50%为携带者；而健康女性与血友病患者父亲所生的男孩100%健康，女孩100%是携带者。

（二）儿童血友病的诊疗

1.儿童血友病的临床表现

血友病患儿绝大多数为男性，女性患者罕见。血友病A和B的临床表现相似，很难依靠临床症状进行鉴别。

（1）临床特点：延迟、持续而缓慢的渗血。血友病的出血在各个部位都可能发生，以关节最为常见，肌肉出血次之；内脏出血少见，但病情通常较重。出血发作是间歇性的，数周、数月甚至多年未发生严重出血的患者并不少见。除颅内出血外，出血引起的突然死亡并不多见，但年幼患儿可因失血性休克致死。

（2）出血程度取决于患儿体内的凝血因子水平。血友病根据其体内凝血因子水平分为轻、中、重3种类型：①重型患儿常在无明显创伤时自发出血；②中型患儿出血常有某些诱因；③轻型患儿极少出血，常由明显外伤引起，患儿常在外科手术前常规检查或创伤后非正常出血时被发现。部分女性携带者由于其因子水平处于轻度血友病的水平，也表现为与轻度男性血友病患儿相同的出血表现。

（3）出血时间顺序。首次出血常为婴幼儿学步前皮肤、软组织青斑、皮下血肿；走路后关节、肌肉出血开始发生，若此时无合适治疗，关节出血常反复发生，并在学龄期后逐步形成血友病性关节病，不仅致残，而且影响患儿就学、参与活动、心理发育。

2.儿童血友病的诊断与鉴别

儿童血友病是X连锁隐性遗传性出血性疾病，绝大多数患儿是男性，女性罕见，通过详细询问出血病史、家族史（如果无家族史也不能排除）、上述临床表现和实验室检查可以明确诊断；如父亲是血友病患者或兄弟中有血友病患者，则注意女性携带者的诊断。在血友病的诊断中，实验室检查至关重要。

根据患儿血浆中FⅧ或FⅣ的水平将血友病临床严重程度分类，主要需要鉴别的疾病包含以下方面。

（1）血管性血友病（vWD）。vWD是常染色体显性遗传性疾病，患者常见的临床症状是皮肤和黏膜出血，如鼻出血、手术或拔牙后出血难止以及青春期女性患者月经过多等。根据不同的类型，vWD患者出血的严重程度差异很大。由于vWD患者的出血病史和临床症状无特异性，因此确诊vWD必须依赖于实验室检查，主要通过vWF：Ag、瑞斯托霉素辅因子活性、FⅧ：C等检查来确诊。

（2）获得性凝血因子缺乏。比较常见的有维生素K依赖性凝血因子缺乏、肝功能衰竭和弥散性血管内凝血。常有诱因，起病急，病程短，实验室检查还有APIT以外的异常。患儿常在病毒感染后出现一过性凝血因子抑制物，但可以很快恢复，很少引起严重的出血。

（3）获得性血友病。抗FⅧ抗体属自身免疫抗体，多成年发病，很少关节畸形，往往表现为软组织血肿。既往无出血史，无阳性家族史，男女均可发病，有原发和继发性之分。抗体筛选试验（APTT延长的纠正试验）和抗体滴度测定（Bethesda法）为诊断因子抑制物阳性。

（4）遗传性凝血因子ⅩⅠ缺乏。过去被定义为血友病丙（血友病C），但由于其遗传方式和疾病特点与血友病不同而从血友病中分出。本病系常染色体隐性遗传性疾病，男女均可发病，自发性出血少见。实验室检查APTT延长，FⅩⅠ：C降低。

（5）其他遗传性凝血因子缺乏性疾病，如因子Ⅱ、Ⅶ、Ⅴ、Ⅹ、Ⅷ+Ⅴ、遗传性维生素K依赖因子缺乏、纤维蛋白原缺乏等，常为常染色体隐性遗传，有一

123

定（不明确）的出血表现，实验室相应凝血因子检测可以明确诊断。

3.儿童血友病的治疗

替代治疗是血友病目前最有效的止血治疗方法。

（1）按需治疗，有出血表现时输入相应的凝血因子制品。

第一，治疗原则是早期，足量，足疗程。

第二，制剂选择。血友病A首先选择FⅨ浓缩制剂或基因重组FⅧ，其次可以选择冷沉淀。血友病B首选FⅨ浓缩制剂或基因重组FⅨ或凝血酶原复合物；如上述制剂均无法获得，可选择新鲜冰冻血浆〔≤10ml/（kg·次）〕。伴随抑制物患者，可根据血友病类型选用凝血酶原复合物（PCC）或重组活化的凝血因子Ⅶ（rhFVⅡa）制剂。

第三，治疗剂量。FⅧ首次需要量=（需要达到的FⅧ浓度−患者基础FⅧ浓度）×体重（kg）×0.5；在首剂给予之后每8～12小时输注首剂一半。FⅨ首次需要量=（需要达到的FⅨ浓度−患者基础FⅨ浓度）×体重（kg）；在首剂给予之后每12～24小时输注首剂一半。

（2）急救处理。危及生命的情况包括中枢神经系统/头部出血、颈部/舌或喉部出血、胃肠道出血、腹腔内出血、髂腰肌出血、严重创伤出血等。处理原则是维持患者生命体征，尽早足量替代治疗。

（3）手术等创伤性操作。血友病患儿可以进行有适应证的所有外科手术或有创性操作，但应注意以下方面。

第一，手术前应进行抑制物检测，确定没有抑制物存在，之后制定因子使用方案，进行预防性替代治疗以保证手术或操作的安全。1−去氨基−8−D−精氨酸加压素（DDAVP）试验有效的轻型血友病A患儿，可根据操作类型选择DDAVP。

第二，手术中和围手术期应密切观察患儿出血情况，如有意外出血，则需要立即进行凝血状态评估。

（4）辅助治疗，主要包括以下方面。

第一，RICE（休息rest、冷敷ice、压迫compression、抬高elevation）原则急性出血时执行，在没有因子的情况下也可部分缓解关节、肌肉出血。

第二，抗纤溶药物适用于黏膜出血，但禁用于泌尿道出血，并避免与PCC同时使用。使用剂量：静脉用氨甲环10mg/（kg·次）〔口服25mg/（kg·次）〕，6−氨基己酸50～100mg/（kg·次），每8～12小时1次，＞30kg体重剂量同成人。也可漱口使用，尤其在拔牙和口腔出血时，该药的使用时间不宜超过2周。

第三，DDAVP针剂。世界血友病联盟推荐轻型血友病A的首选，适用于＞2岁患儿，重型患儿无效。需要进行预试验确认有效，使用后因子浓度升高＞30%或较前上升＞3倍为有效。有效患儿可以在某些治疗（因子浓度提高范围内可治疗的出血）时使用，或在因子短缺的情况下与因子制品一起使用，减少因子制品的使用量。试验有效的患儿也可使用专供血友病患者使用的DDAVP鼻喷剂喷鼻来控制轻微出血。

第四，止痛药物。根据病情选用对乙酰氨基酚和阿片类药物，禁用阿司匹林和其他非甾体类抗炎药。

第五，补铁治疗。当反复出血时，患儿（尤其是年幼儿）常出现失血性缺铁性贫血，此时需要补充铁剂，纠正贫血。

第六，物理治疗和康复训练可以促进肌肉、关节积血的吸收，消炎消肿，维持正常肌纤维长度，维持和增强肌肉力量，维持和改善关节活动范围。在非出血期积极、适当的运动对维持身体肌肉的强壮并保持身体的平衡非常重要。

（5）预防治疗。预防治疗是有规律地输入凝血因子，保证血浆中的因子（Fvi：C/FIX：C）长期维持在一定水平，从而减少反复出血、致残，力争患儿能够健康成长。初级预防：婴幼儿在确诊后第1～2次出血时或2岁前即开始实施预防治疗。次级预防：患儿有明显的靶关节出血/关节损害后，才开始预防治疗。重型患儿和有关节病变的患儿应根据病情及早开始。

第一，预防治疗方式，主要包括：①临时预防法，在估计可能诱发出血的事件前，单一剂量保护性注射凝血因子制品；②短期预防法，在一段时期内（1～3个月），定期注射凝血因子，以阻止"靶关节"反复出血的恶性循环或严重出血事件，防止损伤加重或延缓并发症的发生；③长期预防（持续预防）法，长期定期使用凝血因子制品，尽可能减少出血，以保证患儿维持接近正常年龄儿童的健康生活。

第二，预防治疗方案。

血友病A：标准剂量为浓缩凝血因子Ⅷ25～40U/（kg•次），每周3次或隔日一次。根据我国目前经济现状和治疗条件，可考虑减低剂量的方案，如小剂量方案，在国内一些临床实验中也取得了比较好的效果，即浓缩凝血因子Ⅷ10U/（kg•次），每周2次。

血友病B：标准剂量为浓缩凝血因子IX 25～40U/（kg•次），每周两次。同上述原因，可考虑小剂量治疗方法，即浓缩凝血因子K制品或PCC20U/（kg•次），每周1次。

二、儿童原发性免疫性血小板减少症

原发性免疫性血小板减少症（ITP）是儿童最常见的出血性疾病，发病率约为（4～5）/10万。儿童ITP是一种良性自限性疾病，常见于感染或疫苗接种后数天或数周内起病，80%的病例在诊断后12个月内血小板计数（PLT）可恢复正常。鉴于儿童ITP多为自限性过程，治疗的目的主要为防止严重的出血，而不是提高PLT至正常值。

（一）儿童原发性免疫性血小板减少症的检查

ITP为排他性诊断，诊断需根据临床表现及实验室检查，可以参考以下标准，但在治疗的过程中，若疗效不佳，需重新对疾病进行评估。

儿童原发性免疫性血小板减少症的诊断标准主要包括：①至少两次血常规检测仅PLT<100×10^9/L，血细胞形态无异常；②皮肤出血点、瘀斑和（或）黏膜、脏器出血等临床表现；③一般无脾脏肿大；④须排除其他继发性血小板减少症，如低增生性白血病、以血小板减少为首发血液学异常的再生障碍性贫血、遗传性血小板减少症、继发于其他免疫性疾病以及感染和药物因素等。

除PLT外，目前没有任何实验室检查可作为ITP的确诊依据，以下检查主要作为鉴别诊断的参考。

第一，血常规。除确定血小板数量外，血小板形态（如大血小板或小血小板）、白细胞和红细胞的数量和形态有助于鉴别遗传性血小板减少症和继发性血小板减少症。

第二，骨髓检测。巨核细胞增多或正常，伴成熟障碍。骨髓检查的主要目的是排除其他造血系统疾病。

第三，血小板膜抗原特异性自身抗体。单克隆抗体特异性俘获血小板抗原试验法，特异性和敏感性较高，有助于鉴别免疫性与非免疫性血小板减少。

第四，其他有助于鉴别继发性血小板减少的检查，如免疫性疾病相关的检查及病毒病原检查等。

（二）儿童原发性免疫性血小板减少症的治疗

儿童ITP多为自限性，治疗措施更多取决于出血的症状，而非PLT。当PLT≥20×10⁹/L，无活动性出血表现，可先观察随访，不予治疗。在此期间，必须动态观察PLT的变化，如有感染需抗感染治疗。

1.儿童原发性免疫性血小板减少症的一般疗法

一般疗法主要包括：①适当限制活动，避免外伤；②有或疑有细菌感染者，酌情使用抗感染治疗；③避免应用影响血小板功能的药物，如阿司匹林等；④慎重预防接种。

2.儿童原发性免疫性血小板减少症的一线治疗

PLT<20×10⁹/L和（或）伴活动性出血，建议使用以下治疗，一般无须血小板输注。

（1）肾上腺糖皮质激素：常用泼尼松剂量从1.5～2mg/（kg·d）开始（最大不超过60mg/d），分次口服，PLT≥20×10⁹/L后稳定1～2周，逐渐减量直至停药，一般疗程4～6周。也可用等剂量的其他糖皮质激素制剂代替。糖皮质激素治疗4周，仍无反应，说明治疗无效，应迅速减量至停用，应用时注意监测血压、血糖的变化及胃肠道反应，防止感染。

（2）静脉输注免疫球蛋白（LVIg）治疗：常用剂量400mg/（kg·d）×（3～5）d；或0.8～1.0g/（kg·d），用1d或连用2d，必要时可以重复。

（3）静脉输注抗–D免疫球蛋白：用于Rh（D）阳性的ITP患儿，提升PLT作用明显。用药后可见轻度血管外溶血。常用剂量50～75μg/（kg·d）×（1～3）d。

3.儿童原发性免疫性血小板减少症的二线治疗

对一线治疗无效病例需对诊断再评估，进一步排除其他疾病，然后根据病情酌情应用以下二线治疗：

（1）药物治疗，主要包括以下方面。

第一，大剂量地塞米松。地塞米松每天0.6mg/kg，连用4d，每4周1个疗程，酌情使用4～6个疗程。鉴于大剂量地塞米松对血压、血糖、行为异常的影响，应密切观察，同时使用胃黏膜保护剂。

第二，抗CD20单克隆抗体（Rituximab，利妥昔单抗）。标准剂量方案375mg/m²，静脉滴注，每周一次，共4次；小剂量方案100mg/m²，静脉滴注，每周一次，共4次；一般在首次注射4～8周内起效。使用时多数儿童耐受良好，但可出现血清病。使用半年内应注意获得性体液免疫功能低下。

第三，促血小板生成素（TPO），剂量1.0μg/（kg•d）×14d，观察疗效。该药副作用轻微，患儿可耐受。

血小板生成素受体激动剂Romiplostim（Npiate，AMG531）：首次应用从1μg/kg每周1次皮下注射开始，若PLT<50×10⁹/L，则每周增加1μg/kg，最大剂量10μg/kg。若持续2周，PLT≥200×10⁹/L，开始每周减量1μg/kg。PLT≥400×10⁹/L时停药。若最大剂量应用4周，PLT不升，视为无效，停药。

第四，免疫抑制剂及其他治疗：常用的药物包括硫唑嘌呤、长春新碱、环孢素A及干扰素等，可酌情选择。免疫抑制剂治疗儿童ITP的疗效尚不肯定，毒副作用较多，应慎重选择且密切观察。

（2）脾切除术。鉴于儿童患者的特殊性，应严格掌握适应证，尽可能推迟切脾时间。在脾切除前，必须对LTP的诊断重新进行评估，骨髓巨核细胞数量增多者方可考虑脾切除术。

脾切除指征可参考以下指标：①经以上正规治疗，仍有危及生命的严重出血或急需外科手术者；②病程>1年，年龄>5岁，且有反复严重出血，药物治疗无效或依赖大剂量糖皮质激素维持[30mg/（kg·d）]；③病程>3年，PLT持续<30×10⁹/L，有活动性出血，年龄>10岁，药物治疗无效者；④有使用糖皮质激素的禁忌证。

4.儿童原发性免疫性血小板减少症的紧急治疗

若患者发生危及生命的出血，应积极输注浓缩血小板制剂以达迅速止血的目的。同时选用甲泼尼松冲击治疗10～30mg/（kg•d）共用3d，和（或）静脉输注丙种球蛋白1.0g/（kg•d），连用2d，以保证输注血小板不被过早破坏。

第五节　儿科内分泌系统疾病

一、儿童及青少年糖尿病

（一）儿童及青少年糖尿病的检查

糖尿病是一种慢性代谢性疾病，儿童及青少年糖尿病的发病率逐年上升，成为全球公共卫生领域关注的焦点之一。对于这一特殊人群，早期的糖尿病检查显得尤为重要，不仅能够及时发现患者，而且有助于降低并发症的发生风险。儿童及青少年在生理、心理和社会方面都具有与成年人明显不同的特点，因此，他们在糖尿病检查中的特殊性也日益引起研究者的关注。儿童及青少年的生长发育阶段复杂多变，胰岛素分泌、胰岛素敏感性等生理指标与成年人存在明显差异，这使得糖尿病的早期诊断变得更为复杂。

此外，儿童及青少年的心理状态更加脆弱，患病可能对他们的心理健康产生深远的影响。因此，对于这一特殊人群，糖尿病检查的方法和策略需要更为细致入微。儿童及青少年糖尿病检查的方法主要包括以下方面。

1.血糖检测

血糖检测是儿童及青少年糖尿病检查的基础，常用的有空腹血糖、餐后血糖和随机血糖检测，这些方法能够直观地反映患者的血糖水平，是早期诊断的重要手段之一。然而，由于儿童及青少年生理上的特殊性，对于血糖检测的标准和解读也需要做出针对性的调整。

2.糖化血红蛋白检测

糖化血红蛋白是反映血糖控制状况的重要指标，其测定不受餐饮时间和日常波动的影响，具有更好的稳定性。因此，糖化血红蛋白检测成为评估儿童及青少年糖尿病长期血糖控制的首选方法之一。然而，在使用该指标时，也需考虑到生长发育可能对其结果的影响。

3.胰岛素抵抗指标检测

儿童及青少年糖尿病的发病机制与成人略有不同，胰岛素抵抗在其中起着重要作用。因此，通过测定胰岛素抵抗指标，如HOMA-IR等，来更全面地评估患者的代谢状态，这为早期发现患者、制定更为个体化的治疗方案提供了新的思路。

（二）儿童及青少年糖尿病的诊疗

1.胰岛素治疗的剂型

胰岛素治疗是控制1型糖尿病（T1DM）患儿血糖的主要手段。临床以DNA重组人胰岛素为主要剂型。近年有新的胰岛素类似物用于糖尿病治疗，为临床治疗提供了更多的选择。临床常用的胰岛素按照其作用时间分为短效、中效、速效、长效剂型。

（1）短效（常规胰岛素）和中效胰岛素。短效胰岛素目前应用最广泛，是大多数患儿每日替代治疗的基本用药，适用于多种胰岛素治疗方案，需要在餐前20～30min注射治疗。中效胰岛素常与短效胰岛素配合用于每日2次注射方案。中性鱼精蛋白锌胰岛素（NPH）在儿童中应用最多，主要是因为其可以与短效胰岛素混合，共用1个注射器而无相互影响，适合任一比例配比的胰岛素方案。

（2）速效胰岛素类似物。国际市场上有三种速效胰岛素类似物，即谷赖胰岛素、门冬胰岛素和赖脯胰岛素。与短效胰岛素相比，它们起效更快、作用时间更短，其迅速起效的特点不仅可降低餐后高血糖，还可减少夜间发生的低血糖。儿童及青少年使用这些类似物治疗后，虽然血糖控制水平并未有显著改善，但是低血糖发生频率明显下降。门冬胰岛素是唯一一种被我国食品药品监督管理局批准用于2岁以上儿童和青少年糖尿病和妊娠糖尿病患者的速效胰岛素类似物制剂。赖脯胰岛素的建议使用年龄是12岁以上，未被批准用于妊娠患者。门冬胰岛素可以在餐前即刻注射，必要时也可在进食后立即注射。即便是餐后注射，门冬胰岛素对餐后血糖及HbAlC的控制也能达到与短效胰岛素餐前30min注射相同的水平。门冬胰岛素餐时即刻或餐后应用不受饮食习惯的约束，增加了治疗的灵活性，为难于规律进食的婴幼儿患者提供了一种有用的选择。减少了家长对患儿拒绝进食时发生低血糖的担忧，提高了患儿及家长的治疗满意度。

（3）长效胰岛素类似物。长效胰岛素类似物皮下注射后较NPH吸收更加缓慢、稳定，作用时间更长。目前国际上使用的两种长效胰岛素类似物，甘精胰岛素及地特胰岛素治疗，可以在降低HbAlc水平的同时减少低血糖的发生，这是其最为显著的特征。

第一，甘精胰岛素。甘精胰岛素不存在蓄积效应。在成人中甘精胰岛素可持续作用24h，注射20h后，其效果才会逐渐减弱。甘精胰岛素是清亮的制剂，注射后原位沉淀。

第二，地特胰岛素。成年人中进行的葡萄糖钳夹试验证实地特胰岛素的作用时间可以达到24h。在T1DM儿童（6～12岁）和青少年（13～17岁）中进行药代动力学研究，并与患有T1DM的成人进行比较，在儿童青少年T1DM中使用比甘精胰岛素药代动力学重复性更好。使用地特胰岛素后，患儿体重可减少或者仅有轻度的体重增加。

胰岛素类似物与人胰岛素相比，结构上有所改变。由于胰岛素类似物的促有丝分裂特性有所改变，故对其安全性方面的考虑越来越多。专科医生应关注相关研究的进展，并注意与患儿及家长沟通。

（4）预混胰岛素制剂。按照一定比例将不同的胰岛素制剂装入一个安瓿中的胰岛素为预混胰岛素。一般用于每天2次注射，可减少自我抽取导致的剂量误差，但无调整比例的灵活性。青少年使用时代谢指标控制较差。国内可提供的预混胰岛素剂型有25：75、30：70和50：50。

2.胰岛素治疗的适应证

胰岛素治疗的适应证主要包括：①T1DM患儿；②需要短期强化控制高血糖的2型糖尿病患儿；③不能采用口服降糖药治疗的，或肝肾功能损害的非T1DM患儿；④妊娠糖尿病或糖尿病合并妊娠。

儿童期因年龄、生理阶段和生活规律的不同，要求制定针对患儿的个体化胰岛素治疗方案。正常人生理状况下的胰岛素分泌可以分为较为平缓的基础胰岛素分泌和进餐后高的胰岛素分泌两大部分。餐后分泌量及频度与进食相关。因此，不同生活规律者应采用不同的胰岛素治疗方案。

3.常用的胰岛素治疗方案

（1）每日2次方案：速效胰岛素类似物或短效胰岛素与中效胰岛素混合，在早晚餐前使用。

（2）每日3次/多次方案：早餐前速效胰岛素类似物或短效胰岛素与中效胰岛素混合，于下午加餐前或晚餐前使用速效或短效胰岛素，睡前使用中效胰岛素进行治疗。

（3）基础—餐时方案：一般每日总体胰岛素需要量中的40%～60%应当由基础胰岛素提供，余量分次餐前给予速效或短效胰岛素。餐时的速效胰岛素通常在每餐前或餐后立即注射，但餐前15min注射可能效果更好，尤其是在早餐前；短效胰岛素通常餐前20～30min注射，以保证充分发挥其作用；而中效胰岛素或基础胰岛素类似物通常在睡前或者每日2次早晚注射，偶尔也可在早餐或中餐前注射。

长期的血糖控制，通过强化胰岛素治疗及体重控制和教育等方式，可以减少或延缓T1DM患者并发症的发生，这一结论在儿童中也适用。世界上越来越多的糖尿病中心开始倾向于使用基础—餐时这种胰岛素强化治疗方式。儿童每天至少应使用2次胰岛素治疗。仅有部分缓解期儿童在短期内通过1次中效或者长效胰岛素即可获得满意的代谢控制。出于安全性考虑，建议6岁以上儿童使用强

131

化方案。

4.胰岛素剂量与调节

（1）胰岛素剂量。初始胰岛素剂量为 $0.5 \sim 1IU/$（kg·d）。部分缓解期儿童每日胰岛素总剂量 $< 0.5IU/$（kg·d）。青春期前儿童（部分缓解期外）通常需要 $0.7 \sim 1.0IU/$（kg·d），青春期儿童常 $> 1IU/$（kg·d），甚至达 $2IU/$（kg·d）。剂量与以下多种因素有关，包括年龄、体重、发育阶段、糖尿病病程、注射部位的状态、运动、日常生活、血糖控制情况，以及有无合并其他疾病情况等。正确的剂量为使用后可达到最好的血糖控制而不引起严重低血糖，同时可以保证患儿的生长发育。

（2）胰岛素剂量的分配。对使用每日2次方案的儿童，早餐前通常给予胰岛素总量的2/3，晚餐前给予总量的1/3。总量中大约1/3为短效胰岛素，2/3为中效胰岛素，此后的比例根据血糖监测结果加以调节。

采用基础—餐时方案时，若速效胰岛素作为餐前大剂量，则基础胰岛素的用量要高一些。如果基础胰岛素为中效胰岛素，当餐前使用速效胰岛素类似物，则所用基础胰岛素剂量约占总需要量的50%；如果餐前使用短效胰岛素，则基础胰岛素为30%，因为短效胰岛素具有一定的拖尾效应。胰岛素总量减掉基础剂量后，余量分 $3 \sim 4$ 次餐前注射。长效胰岛素类似物一般每日注射1次，必要时可2次。其在早餐前、晚餐前或睡觉前皮下注射，治疗效果是相似的。但在早餐前使用时，夜间低血糖的发生率明显降低。当由其他基础胰岛素换为长效胰岛素类似物治疗后，基础胰岛素的总用量可能需要减少以避免低血糖的发生。此后用药剂量再根据血糖监测情况进行个体化调整。

（3）胰岛素用量的调整。每日2次方案，根据每日血糖水平特点进行调整，或根据数日后掌握的患儿血糖对摄入食物的反应情况进行调整。

对于基础—餐时胰岛素治疗模式，餐前胰岛素水平的动态调整可根据每次血糖监测结果进行。此外，每天血糖变化模式也应考虑。使用速效胰岛素类似物后需要测定餐后2h血糖作为评估依据。根据患儿进食碳水化合物情况及与目标血糖的差异为基础进行剂量调整。晨起空腹血糖升高并证明不是夜间低血糖所致时，应增加前一日晚餐前或者睡前的中效或长效胰岛素剂量。餐后血糖高则增加餐前速效或短效胰岛素用量。午餐前及晚餐前血糖水平升高，如果使用基础胰岛素，则增加早餐前基础胰岛素剂量/午餐前常规或速效胰岛素的量。当使用速效胰岛素作为餐前大剂量注射方式时，也可调整饮食中碳水化合物的比例。然而，校正剂量的使用应根据患儿个体情况进行调整，因其会受到胰岛素抵抗等其他因素如运动的影响。晚餐后血糖水平升高，则增加晚餐前短效胰岛素或者速效胰岛素的用量。纠正空腹高血糖，需要增加晚间或睡前使用的中效胰岛素，或应用长效胰岛素类似物。

胰岛素泵可以用不同方式进行大剂量的输注，目的是减少餐后血糖高峰。新型的胰岛素泵内置运算方程，可根据血糖变化及碳水化合物摄取情况进行胰岛素剂量的自动调节。

（4）其他问题。如果发生不能解释的低血糖，则需要重新评价胰岛素治疗方案。在患其他疾病同时并发高血糖或者低血糖时，需要掌握相关疾病的管理知识。对生活方式改变特别是饮食或者运动方式变化、学校组织外出或度假等的患儿需要每天进行调整。特殊情况时，胰岛素总体使用量应当减少，同时根据进食碳水化合物的总量及进食时间来对总量进行重新分配。

5.胰岛素的注射

（1）注射方式。皮下、深层组织，45度注射。皮下脂肪足够时也可以垂直进针。紧急情况如DKA和手术禁食的情况下可以用短效胰岛素或速效胰岛素类似物静脉给药，其他制剂不能静脉给药。鼓励糖尿病儿童自我注射，一般10岁以上儿童可以独立完成。有恐惧感的患儿可以使用助针器或者胰岛素泵治疗以提高顺应性。

（2）注射部位，主要包括以下几处。

第一，腹部，胰岛素吸收快，较少受到肌肉活动或运动的影响。

第二，大腿前部/大腿侧部，此部位胰岛素吸收较慢。

第三，臀部外上象限，较小儿童可选。

第四，上臂外侧，但较瘦的儿童可能注射到肌肉内。应特别注意，注射部位必须轮换。

（3）注射装置。注射装置包括注射器、注射笔、高压喷射注射器和胰岛素泵等。优良的注射装置可保证一定的注射深度和剂量以及药效的稳定发挥。胰岛素笔使注射更加方便、灵活，便于外出使用。特殊的注射笔针头长度仅有5~6mm，直径小，不适反应少，对多次注射或固定比例的预混胰岛素注射的儿童患儿有益。胰岛素泵（持续皮下胰岛素输注，CSII）是目前模拟生理性胰岛素分泌方式的最好选择。

（4）注射局部反应及影响胰岛素吸收的因素。局部反应包括过敏反应、脂肪增生、脂肪萎缩等。局部过敏可换用另外一种胰岛素制剂，也可使用"脱敏"法或在胰岛素中添加小剂量皮质醇，或从厂商获得解决方案。轮换注射部位以尽量避免脂肪增生、脂肪萎缩等。勿反复使用针头以减少注射部位疼痛。瘀斑及出血在儿童常见且较难避免，通常可以自愈，不必过分关注。

年龄小、皮下脂肪薄、周围以及身体的温度较高、注射的胰岛素浓度低及注射部位深等情况下，胰岛素吸收较快。一般腹部较大腿吸收快，腿部运动则吸收较快。脂肪量过厚或增生或者注射剂量大，可导致速效胰岛素类似物吸收减慢。速效胰岛素类似物的吸收速度较少受以上所述因素的影响。甘精胰岛素在腹部或者大腿进行注射治疗，吸收无显著性差异。运动并不影响甘精胰岛素的吸收。肌肉内注射甘精胰岛素会有低血糖的危险，尤其对小患儿或偏瘦者更是如此。吸收速度增快通常会导致胰岛素作用时间缩短。门冬胰岛素及赖脯胰岛素作用时间相似，吸收与剂量无关。

（5）糖尿病治疗中的特殊问题。患儿早晨觉醒之前（多在凌晨五点之后）血糖水平易于升高的现象称之为黎明现象。机制为夜间生长激素水平增高，胰岛素抵抗程度及肝脏葡萄糖产生增加。T1DM患儿由于胰岛素水平下降而使黎明现象更加明显。使用胰岛素泵治疗或每天多次胰岛素注射的患儿较少发生黎明现象。克服黎明现象还可以更改胰岛素治疗方案：改用基础+餐时胰岛素类似物或者泵治疗，也可将睡前胰岛素改为作用更长的胰岛素，并检测夜间有无低血糖发生。胰岛素治疗中出现的低血糖是最常发生的急性并发症。对糖尿病儿童没有统一的低血糖定义。一般血糖低于3.3~3.9mmol/L就会引起反调节激素的改变。临床常用<3.6mmol/L作为低血糖处理的临界值。低血糖分为三级：轻度（1级）能感知低血糖的症状体征并可自我处理。但5~6岁以下的孩子因通常不能自己处理，很少能归为1级；中度（2级）能感知低血糖的症状和体征，但需要他人的帮助，口服治疗即可缓解；重度（3级）处于意识模糊、意识不清或昏迷状态，有或无惊厥，并且常需要胰高糖素或葡萄糖静脉输注。

在所有的年龄组人群中，接近生理模式的胰岛素替代治疗及良好的血糖控制是治疗的理想目标。然而，没有一种胰岛素注射方式能够完全达到正常的生理需要。无论选择了何种类型的胰岛素治疗，都必须综合考虑患儿及其家庭的教育水平、年龄、成熟程度及个体需要等因素。每日胰岛素的用量在个体之间差别很大，且随着时间的推移而发生变化。因此，需要不断更新评价。

二、先天性甲状腺功能减低症

先天性甲状腺功能减低症（简称先天性甲低）是引起儿童智力发育及体格发育落后常见的小儿内分泌疾病之一，也是可预防、可治疗的疾病。由于先天性甲低患儿在新生儿期可无特异性临床症状或者症状轻微，对新生儿进行群体筛查是早期发现先天性甲低的主要方法。

先天性甲低是因甲状腺激素产生不足或其受体缺陷所致的先天性疾病，如果出生后未及时治疗，先天性甲低将导致患儿生长迟缓和智力低下。

先天性甲低的分类按病变部位可分为原发性和继发性。原发性甲低即甲状腺本身的疾病所致。其特点为血促甲状腺激素（TSH）升高和游离甲状腺激素（FT4）降低，甲状腺先天性发育异常是最常见的病因；继发性甲低病变部位在下丘脑和垂体，又称中枢性甲低，特点为FT4降低，TSH正常或者下降较为少见。另外还存在一种外周性甲低，因甲状腺激素受体功能缺陷所致，较罕见。

先天性甲低按疾病转归又分为持续性甲低和暂时性甲低，持续性甲低指由于甲状腺激素持续缺乏，患儿需终生替代治疗；暂时性甲低指由于母亲或新生儿等各种原因，致使出生时甲状腺激素分泌暂时性缺乏，甲状腺功能可恢复正常的患儿。在新生儿筛查和临床中会发现部分患儿血TSH增高而水平在正常范围，称为高TSH血症。高TSH血症的临床转归可能为TSH恢复正常、高TSH血症持续以及TSH进一步升高，FT4水平下降，发展到甲低状态。

（一）先天性甲状腺功能减低症的检查

1.新生儿筛查

先天性甲低发病率高，在新生儿期多无特异性临床症状，如在临床发病后开始治疗，将影响患儿的智力和体格发育。因此，对新生儿进行群体筛查是早期发现、早期诊断的必要手段。新生儿先天性甲低筛查方法为足月新生儿出生72h后，7d之内，并充分哺乳，足跟采血，滴于专用滤纸片上测定干血滤纸片TSH值，该方法只能检出原发性甲低和高TSH血症，无法检出中枢性甲低、TSH延迟升高的患儿等。因此，对甲低筛查阴性病例，如有可疑症状，临床医生仍然应该采血再次检查甲状腺功能。

危重新生儿或接受过输血治疗的新生儿可能出现筛查假阴性结果，必要时应再次采血复查。

低或极低出生体重儿由于下丘脑—垂体—甲状腺轴反馈建立延迟，可能出现TSH延迟升高，为防止新生儿筛查假阴性，可在出生后2～4周或体重超过2500g时重新采血测定TSH、FT4。

2.确诊性检查

测定血清FT4和TSH，FT4浓度不受甲状腺结合球蛋白（TBG）水平影响。若血TSH增高、FT4降低者，诊断为先天性甲状腺功能减低症。若血TSH增高、FT4正常，可诊断为高TSH血症。若TSH正常或降低，FT4降低，诊断为继发性或者中枢性甲低。

3.其他辅助检查

（1）甲状腺B超，可评估甲状腺发育情况，但对异位甲状腺判断不如放射性核素显像敏感，甲状腺肿大常提示甲状腺激素合成障碍或缺碘。

（2）甲状腺放射性核素摄取和显像。碘123（I–123）或锝99m（Tc99m）由于放射性低，常用于新生儿甲状腺核素显像。需注意不要因为做此检查而推迟开始治疗时间。甲状腺放射性核素显像可判断甲状腺的位置、大小、发育情况及摄取功能。甲状腺核素摄取缺乏结合B超可以明确甲状腺是否缺乏。甲状腺核素摄取缺乏也可见于TSHβ基因缺陷或受体缺陷、碘转运障碍或存在母源性TRB—Ab，结合甲状腺B超和血清甲状腺球蛋白、TRB–Ab检测，可对先天性甲低的病因进行进一步分析判断。若核素扫描提示甲状腺增大，需排除甲状腺激素合成障碍，结合进一步的过氯酸盐排泄试验，明确甲状腺碘的氧化和有机化缺陷。

（3）X线摄片。新生儿膝关节正位片显示股骨远端骨化中心出现延迟，提示可能存在宫内甲低。幼儿和儿童手腕部摄片可显示骨成熟明显延迟。

（4）甲状腺球蛋白（Tg）测定。Tg可反映甲状腺组织存在和活性，甲状腺发育不良患儿Tg水平明显低于正常对照。甲状腺摄碘缺乏而Tg升高者提示甲状腺存在，需考虑TSH受体突变、碘转运障碍或存在母源性TRB—Ab，而非甲状腺发育不良。

（5）抗甲状腺抗体测定。自身免疫性甲状腺疾病的母亲产生的TSH受体阻滞，抗体可通过胎盘影响胎儿甲状腺发育和功能。5%孕龄女性患有自身免疫性甲状腺疾病，可伴有甲状腺球蛋白抗体或过氧化物酶抗体，但TRB-Ab阳性者少见。TRB-Ab可引起暂时性甲低。

（6）基因学检查。仅在有家族史或其他检查提示为某种缺陷的甲低时进行基因学检查。

（7）其他检查。延迟诊断和治疗的患儿需检查血常规、肝功生化、心肌酶谱、血脂；继发性甲低应做下丘脑—垂体部位核磁共振（MRI）及其他垂体激素检查。

（二）先天性甲状腺功能减低症的诊疗

1.先天性甲状腺功能减低症的临床表现

（1）新生儿期。多数先天性甲低患儿出生时无特异性临床症状或症状轻微，但通常仔细询问病史及体格检查可发现可疑线索，如母亲怀孕时常感到胎动少、过期产、巨大儿，出生后可出现黄疸较重或者黄疸消退延迟、嗜睡、少哭、哭声低下、纳呆、吸吮力差、皮肤花纹（外周血液循环差）、面部臃肿、前后囟较大、便秘、腹胀、脐疝、心率缓慢、心音低钝等。如果中枢性甲低合并其他垂体促激素缺乏，可表现为低血糖、小阴茎、隐睾以及面中线发育异常，如唇裂、腭裂、视神经发育不良等。

（2）婴幼儿及儿童期。临床主要表现为智力落后及体格发育落后。患儿常有严重的身材矮小，可有特殊面容（眼距宽、塌鼻梁、唇厚舌大、面色苍黄）、皮肤粗糙、黏液性水肿、反应迟钝、脐疝、腹胀、便秘以及心功能及消化功能低下、贫血等表现。

2.先天性甲状腺功能减低症的治疗

（1）治疗药物。无论是原发性或是继发性先天性甲低，一旦确定诊断应该立即治疗。对于新生儿筛查初次结果显示干血滤纸片TSH值超过40mU/L，同时B超显示甲状腺缺如或发育不良者，或伴有先天性甲低临床症状与体征者，可不必等静脉血检查结果，立即开始左甲状腺素钠（L-T4）治疗。不满足上述条件的筛查阳性新生儿应等待静脉血检查结果后再决定是否给予治疗。

治疗首选L-T4，新生儿期先天性甲低初始治疗剂量$10 \sim 15 \mu g/（kg \cdot d）$，每日1次口服，尽早使FT4、TSH恢复正常，最好在治疗2周内，TSH在治疗后4周内达到正常。对于伴有严重先天性心脏病的患儿，初始治疗剂量应减少。治疗后2周抽血复查，根据血FT4、TSH浓度调整治疗剂量。

137

在之后的随访中，甲状腺激素维持剂量需个体化。血FT4应维持在平均值至正常上限范围之内，TSH应维持在正常范围内。L-T4治疗剂量应随静脉血FT4、TSH值调整，婴儿期一般在$5 \sim 10 \mu g/ (kg \cdot d)$，1~5岁$5 \sim 6 \mu g/ (kg \cdot d)$，5~12岁$4 \sim 5 \mu g/ (kg \cdot d)$。如果药物过量，患儿可有颅缝早闭和甲状腺功能亢进临床表现，如烦躁、多汗等，需及时减量，4周后再次复查。

对于小婴儿，L-T4片剂应压碎后在勺内加入少许水或奶服用，不宜置于奶瓶内喂药，避免与豆奶、铁剂、钙剂、消胆胺、纤维素和硫糖铝等可能减少甲状腺素吸收的食物或药物同时服用。

对于TSH大于10mU/L，而FT4正常的高TSH血症，复查后TSH仍然增高者应予治疗，L-T4起始治疗剂量可酌情减量，4周后根据TSH水平进行调整。

对于TSH始终维持在6~10mU/L的婴儿的处理方案目前仍存在争议，在出生头几个月内TSH可有生理性升高。对这种情况的婴儿，需密切随访甲状腺功能。

对于FT4和TSH测定结果正常，而T4总降低者，一般不需治疗。多见于TBG缺乏、早产儿或者新生儿有感染时。

（2）随访。需定期复查患儿血FT4、TSH浓度，以调整L-T4治疗剂量。治疗后2周首次进行复查。如有异常，调整L-T4剂量后1个月复查。1岁内每2~3个月复查1次，1岁以上3~4个月复查1次，3岁以上6个月复查1次，剂量改变后应在1个月后复查，并同时进行体格发育评估，在1岁、3岁、6岁时进行智力发育评估。

部分高TSH血症患儿在随访过程中可发现血FT4增高，需逐步减少服用的L-T4剂量，直至停药观察。

先天性甲低伴甲状腺发育异常者需要终生治疗，其他患儿可在正规治疗2~3年后尝试停药1个月，复查甲状腺功能、甲状腺B超或者甲状腺放射性核素显像。治疗剂量较大的患儿如要停药检查，可先减半量，1个月后复查。如TSH增高或伴有FT4降低者，应给予甲状腺素终生治疗。如甲状腺功能正常者为暂时性甲状腺功能减低症，继续停药并定期随访1年以上，注意部分患儿可能重新升高。

（3）预后。开始治疗的时间早晚、L-T4初始剂量和3岁以内的维持治疗依从性等因素与患儿最终的智力水平密切相关。新生儿筛查患儿应尽早开始治疗，及时纠正甲低状态，以避免出现中枢神经系统损害。先天性甲低患儿如能在出生2周内开始足量治疗，大部分患儿的神经系统发育和智力水平可接近正常。

新生儿筛查发现的甲低患儿，经过早期治疗，预后多数良好。晚发现、晚治疗者的体格发育有可能逐步赶上同龄儿童，但其神经、精神发育迟缓不可逆。严重的先天性甲低患儿，即使早期治疗者，仍有发生神经系统后遗症的风险。部分治疗延迟者即使智力发育落后不明显，也有可能存在程度不等的听、说、操作及认知反应方面的缺陷。

第七章　儿科常见危重症及危重症的诊疗

第一节　儿科常见危重症

一、重症肺炎

肺炎是儿童常见疾病之一，重症肺炎的表现不仅包括严重的呼吸功能障碍，还涉及缺氧、病原毒素或组织坏死释放导致的全身性炎症反应，进而引发其他脏器结构和功能的异常变化。临床上，重症肺炎除了表现为严重呼吸困难外，还伴随着呼吸衰竭、心力衰竭、中毒性肠麻痹、中毒性脑病、休克，以及散发性血管内凝血等多器官、多系统功能障碍，同时出现全身中毒的症状。重症肺炎属于儿科危重疾病，需要积极主动地予以处理。

（一）重症肺炎的一般临床表现

重症肺炎的一般临床表现为：多起病急，骤起高热，但新生儿、重度营养不良患儿可表现为不发热，甚至体温不升。此外，还可有精神萎靡、面色苍白、食欲缺乏等表现。

（二）重症肺炎的呼吸系统表现

1.气促与呼吸困难表现

患儿有明显的气促和呼吸困难，呼吸频率加快，并可伴有鼻翼翕动、三凹症、唇周发绀等表现。不同年龄段有不同表现。

（1）新生儿与小婴儿突出表现为点头状呼吸、呻吟、口吐白沫和呼吸暂停。

（2）婴幼儿易出现气促、呼吸困难，这与肺代偿功能差、气道较为狭窄有关，不能完全反映肺实质的炎症程度；但大龄儿童如出现明显的气促与呼吸困难，除非为哮喘样发作，否则提示有广泛的肺部病变或严重的并发症。肺部体征因感染的病原类型、病变性质和部位不同而有所差别，可以有局限性吸气末细湿啰音；如有肺大片实变或不张，局部叩诊呈浊音、语颤增强、呼吸音减弱或出现支气管呼吸音，但小婴儿由于哭吵、不配合、潮气量小等原因，有时很难发现，需要仔细、反复地检查。

2.呼吸衰竭表现

呼吸衰竭是由于广泛肺泡病变或严重的气道阻塞，不能进行有效的气体交换，吸入氧气和呼出二氧化碳能力不能满足机体代谢需要，从而引起机体各脏器的一系列生理功能和代谢紊乱。呼吸困难持续恶化，会出现呼吸节律紊乱，严重时可出现呼吸暂停，并伴有嗜睡或躁动等精神症状。根据发病机制及临床表现，可以把呼吸衰竭分为以下类型。

（1）呼吸道梗阻为主：这类患儿肺部病变并不一定很严重，由于分泌物、黏膜炎性肿胀造成小气道广泛阻塞，以及气道阻塞的不均一性引起的通气血流比例失调；缺氧明显的同时合并有较重的二氧化碳潴留，易伴发脑组织水肿，较早出现中枢性呼吸功能异常，如呼吸节律改变或暂停，多见于小婴儿。血气改变属于 II 型呼吸衰竭：$PaO_2 \leq 6.67kPa$（50mmHg），$PaCO_2 \geq 6.67kPa$（50mmHg）。

（2）肺实质病变为主：肺内广泛实质病变，影响肺的弥散功能，缺氧症状比二氧化碳潴留明显，有时由于缺氧引起的每分钟通气量增加，反而导致二氧化碳分压降低。血气改变符合 I 型呼吸衰竭：$PaO_2 \leq 6.67kPa$（50mmHg），$PaCO_2 < 6.67kPa$（50mmHg）。

3.呼吸窘迫综合征

呼吸窘迫综合征（ARDS）又称成人型呼吸窘迫综合征，重症肺炎是ARDS发生的主要原因之一。肺部感染时，肺泡萎陷、肺透明膜及肺微血栓形成，导致肺弥散功能障碍和通气血流比例失调；表现出进行性呼吸困难，难以纠正的低氧血症，肺部胸片显示磨玻璃样改变，甚至白肺样改变。血气分析呈持续性低氧血症，$PaO_2 \leq 6.67kPa$（50mmHg），$(A-a)DO_2 > 26.7kPa$（200mmHg），$PaO_2/FiO_2 < 26.7kPa$（200mmHg）。

4.肺炎并发症

儿童常见肺炎并发症为肺大疱、脓胸和脓气胸。多见于肺部葡萄球菌感染，感染与炎症破坏毛细支气管上皮组织，造成不完全性阻塞和气体呼出障碍，产生肺大疱；肺大疱破裂进入胸腔，导致气胸与脓气胸。肺炎患儿在治疗观察期间，如果出现呼吸困难加重，应考虑并发症的可能，可做体检及胸部X线检查。

（三）重症肺炎的肺外脏器表现

1.循环系统表现

常见心肌炎和急性充血性心力衰竭。缺氧、病原毒素可引起心肌炎；而缺氧引起的肺小动脉收缩、肺动脉高压则是引起急性充血性心力衰竭的主要因素，尤其见于有心脏疾患的患儿（如先天性心脏病）。急性充血性心力衰竭主要表现如下。

（1）呼吸困难突然加重，呼吸频率超过60次/分，且不能以肺炎或其他原因解释。

（2）心率突然加快，160～180次/分，不能以发热、呼吸困难等原因解释；部分患儿可出现心音低钝或奔马律。

（3）肝脏进行性增大，排除由肺气肿引起的膈肌下移所致，在大龄儿童可见颈静脉怒张。

（4）骤发极度烦躁不安、面色发灰、发绀加重。

（5）少尿或无尿，颜面眼睑或双下肢水肿。

2.神经系统表现

缺氧、二氧化碳潴留、毒素和各种炎症因子作用于脑组织与细胞，脑血管痉挛、脑组织与细胞水肿，颅内压增高，可引起精神萎靡、嗜睡或烦躁不安，严重者有中毒性脑病表现，如昏睡或昏迷、抽搐、一过性失语、视力障碍，甚至呼吸不规则、瞳孔对光反射迟钝或消失。患儿可有脑膜刺激症状、前囟隆起、眼底视神经乳头水肿，脑脊液检查除了压力和蛋白增高外，其他均正常。

3.消化系统表现

低氧血症、病原毒素以及应激反应导致胃肠道血液供应减少，易使胃肠黏膜受损。轻者表现为胃肠道功能紊乱、食欲缺乏、呕吐、腹泻及轻度腹胀、肠鸣音减弱；重者可有中毒性肠麻痹，多在呼吸衰竭没有及时纠正，并出现心力衰竭和休克的基础上，腹胀进行性加重、呕吐咖啡样物、肠鸣音消失。由于膈肌上抬，影响呼吸运动，进一步加重呼吸困难。

4.休克及弥散性血管内凝血

细菌感染，特别是革兰阴性菌感染，一些细菌毒素，全身性炎症反应及缺氧等因素，导致微循环功能障碍。在原发肺部疾病恶化的基础上，表现出四肢冰凉、皮肤花纹、脉搏细速、血压降低、尿量减少，眼底动脉痉挛、静脉迂曲扩张；如未经及时处理可引起弥散性血管内凝血，皮肤黏膜出现淤点淤斑，以及便血呕血等消化道出血。终末期可能出现肺出血。血小板进行性下降、外周血涂片有大量破碎的红细胞、异型红细胞超过2%、凝血酶原时间延长、纤维蛋白原含量下降、3P试验①和血D-二聚体阳性。

二、手足口病

手足口病（HFMD）是一种由肠道病毒引发的急性传染病，常见病毒包括柯萨奇A组16型（CoxA16）和肠道病毒71型（EV71）。手足口病多发生于学龄前儿童，特别是在3岁以下的年龄段，发病率最为显著，其主要症状包括在手、足、口腔等部位出现斑丘疹和疱疹，少数严重病例可能出现脑膜炎、脑炎、脑脊髓炎、肺水肿、循环障碍等并发症，多由EV71感染所致，而导致死亡的主要原因则是重症脑干脑炎及神经源性肺水肿。患者和隐性感染者均可成为传播源，传播途径主要包括消化道、呼吸道以及密切接触等途径。

（一）手足口病的流行病学

手足口病流行无明显的地区性，一年四季均可发病，以夏秋季多见。人是肠道病毒唯一的宿主，患者和隐性感染者均为本病的传染源。各年龄组均可感染发病，但以≤3岁年龄组发病率最高。肠道病毒主要经粪-口和（或）呼吸道飞沫传播，也可因接触患者皮肤、黏膜疱疹液而感染。通常以发病后1周内传染性最强。患者粪便、疱疹液和呼吸道分泌物及其污染的手、毛巾、手绢、牙杯、玩具、食具、奶具、床上用品、内衣以及医疗器具等均可造成本病传播。人对肠道病毒普遍易感，显性感染和隐性感染后均可获得特异性免疫力，持续时间尚不明确。病毒的各型间无交叉免疫。

（二）手足口病的病因病理

手足口病的病原为小RNA病毒科肠道病毒属的柯萨奇病毒A组16、4、5、7、9、10型，B组2、5、13型，埃可病毒（ECHOviruses）和肠道病毒71型（EV71），其中以EV71及CoxA16型最为常见。肠道病毒呈正20面体，无包膜，直径27~30nm。衣壳由60个相同壳粒组成，每个壳粒由VP1、VP2、VP3和VP4

① 3P试验用于弥漫性血管内凝血检查，常见于弥漫性血管内凝血（DIC）伴继发性纤溶的早期。

四种多肽组成。其中VP1、VP2、VP3暴露于衣壳表面，带有中和特异性抗原的位点，VP4位于衣壳内部。功能蛋白至少包括依赖RNA的RNA聚合酶和两种蛋白酶。肠道病毒基因组为单股正链RNA，长7.2~8.5kb，基因组两端为保守的非编码区，中间为连续的开放读码框架，编码一个2100~2400氨基酸的多聚蛋白。5'端共价结合一个约23氨基酸的基本蛋白，与病毒RNA合成和装配有关；VP1在病毒表面形成峡谷样结构，与受体分子特异性结合，其感染病毒先与细胞表面的特异性受体结合，完成吸附过程，其后病毒空间构型改变，脱去衣壳，基因组RNA进入胞质。以病毒RNA为模板转录成互补的负链RNA，再以负链RNA为模板转录出多个子代病毒RNA。部分子代病毒RNA作为模板翻译出大量子代病毒蛋白。各种衣壳蛋白经裂解成熟后组装成壳粒，进一步形成五聚体，12个五聚体形成空衣壳，RNA进入空衣壳后完成病毒体装配。

口腔溃疡性损伤以及皮肤上的斑丘疹是手足口病特有的病变表现。在光镜下观察，斑丘疹呈现为表皮内形成的水疱，水疱内含有中性粒细胞和嗜酸性粒细胞碎片。在水疱周围的上皮组织中，可见细胞间和细胞内水肿，而水疱下的真皮层则显示多种白细胞混合型的浸润。使用电镜观察时，可见上皮细胞内出现嗜酸性包涵体。EV71感染所致的中枢神经系统病变以脑炎、脑干脑炎、脑膜脑炎、脑脊髓炎为主要病理学特征，表现为神经元变性和坏死、噬神经现象、血管套、脑实质内单核巨噬细胞/小胶质细胞弥散或结节状增生，伴少量淋巴细胞浸润，脑水肿伴脑疝形成。呼吸系统表现为肺淤血和不同程度的神经源性肺水肿及肺出血。消化系统黏膜上皮未见病变，回肠末端黏膜固有层和黏膜下层内淋巴组织显著增生，淋巴滤泡内细胞凋亡严重。

（三）手足口病的发病机制

肠道病毒可在肠道中增生，但通常不引起肠道病症。肠道病毒经上呼吸道和上消化道入侵，于局部黏膜上皮细胞增生，再转移至局部淋巴组织（如咽部腺样体、扁桃体和肠道集合淋巴结）增生，释放入血形成第一次病毒血症；病毒随血流扩散至带有病毒受体的靶组织再次增生，再次释放入血形成第二次病毒血症并引起临床病症。

（四）手足口病的临床表现

手足口病的潜伏期一般为3~7天，没有明显的前驱症状。

第一，手足口病与疱疹性咽峡炎：急性起病，发热，口腔黏膜出现散在疱疹，手、足和臀部出现斑丘疹、疱疹，疱疹周围可有炎性红晕，疱内液体较少，可伴有咳嗽、流涕、食欲缺乏等症状，部分病例仅表现为皮疹或疱疹性咽峡炎，预后良好。

第二，中枢神经系统表现：主要由EV71感染所致，表现为急性无菌性脑膜炎、脑干脑炎、脊髓灰质炎样麻痹、吉兰-巴雷综合征等，多发生于5岁以下的幼儿，婴儿发病率最高。早期表现为持续性发热、昏睡、活力不佳、乏力或烦躁不安、持续性呕吐，肌跃型抽搐为全身肢体突发式颤抖而有点类似受到惊吓的动作，于睡眠时发作特别频繁，这种动作于正常儿童时偶尔可见，但若每小时发作数次则为异常。病情发展很快，出现意识障碍（木僵、谵妄、呆滞、昏睡、昏迷）、抽搐、肢体麻痹、非自主性眼球动作（眼球往上看、眼球固定偏向一侧、眼球乱转、眼球震颤、斗鸡眼）、神经失调、脑神经功能异常等。脑干受侵犯引起进一步休克之前常见交感神经兴奋症状，包括脸色苍白、血压上升、体温正常时心率过快、全身冒冷汗、神情紧张、肢体颤抖等。

根据神经系统受累的程度将脑干脑炎分为三级：I级表现为肌震颤和共济失调，5%的儿童留下永久性神经系统后遗症；Ⅱ级表现为肌震颤和脑神经受累，导致20%的儿童留下后遗症；Ⅲ级表现为心肺功能迅速衰竭，常见症状包括呼吸急促、心搏过速或过慢、轻微运动导致呼吸急促、脸色苍白、皮肤发绀、手脚冰冷等，病死率高达80%，成活者都留下严重的后遗症。中枢神经受侵犯的危险因素包括：年龄＜1岁、体温超过39℃、发热超过3天、嗜睡、抽搐、头痛、呕吐、高血糖（＞150mg/dL）。

第三，神经源性肺水肿：起病第1～3天内突然发生心动过速、呼吸困难、血压升高，病情进展迅速，很快出现发绀、咳粉红色泡沫痰和休克。双肺听诊早期可无啰音，晚期可闻及湿性啰音。胸片早期可无异常发现或仅有双肺纹理增粗模糊，晚期显示双侧大片状浸润阴影。具体机制不明，可能由于EV71感染首先破坏脑干组织特定的具有调节功能的结构，引起自主神经功能的紊乱，最终导致肺水肿。年龄＜3岁、高血糖、白细胞升高和急性松弛性瘫痪共同构成了神经源性肺水肿的高危因素。

第四，其他表现：发热，不规则发热至持续高热。急性呼吸道疾病表现包括咽炎、喘息、细支气管炎及肺炎等。极少部分病例表现为心肌炎、肝炎等。

三、哮喘持续状态

哮喘持续状态是在哮喘发作期间出现了严重呼吸困难，持续时间长达12~24h以上，并在合理应用拟交感神经药物和茶碱类药物后仍未见缓解的情况。哮喘持续状态的主要病理变化表现为广泛而持续的气道平滑肌痉挛、黏膜水肿以及黏液栓塞，这些因素导致显著的通气功能障碍。若不及时治疗，可演变至呼吸衰竭并最终导致死亡。哮喘持续状态的病因如下。

第一，持续的变应原刺激。变态反应为支气管哮喘的主要原因。具有过敏体质者接触特异性抗原后，体内即产生特异性反应素抗体（IgE），IgE与支气管黏膜和黏膜下层的肥大细胞及血液中嗜碱性粒细胞等靶细胞表面的Fc段受体结合，即产生致敏作用。当机体再次接触抗原时，抗原即与IgE分子的Fab段结合，通过一系列反应而激活磷酸二酯酶，水解环磷酸腺苷（cAMP）。由于cAMP浓度下降，导致肥大细胞脱颗粒而释放其内的活性物质，如组胺、5-羟色胺、慢反应物质、缓激肽和嗜酸性细胞趋化因子等。这些物质可直接或间接通过刺激迷走神经引起支气管平滑肌收缩，组织水肿及分泌增加。当有持续的变应原刺激时，上述过程不断发生，而致哮喘不能被控制或自然缓解。

第二，感染。病毒感染为内源性哮喘的发病原因，有外源性过敏原所致的哮喘病儿，也常因呼吸道感染而诱发哮喘。且在儿科其他由感染所致的喘息性疾病如毛细支气管炎、喘息性支气管炎与哮喘关系密切，三者都表现为气道高反应性，有不少病儿以后发展成哮喘。感染因素中以病毒为主，细菌感染无论在哮喘发作还是在支气管哮喘的继发感染中均不占重要地位。有学者通过检测呼吸道合胞病毒（RSV）和副流感病毒感染病儿鼻咽分泌物中的特异性IgE发现，感染RSV和副流感病毒后发生喘鸣的病儿，其鼻咽分泌物中IgE滴度明显高于只患肺炎或上呼吸道感染而无喘鸣者，且前者在3个月的观察中IgE滴度持续上升。以上结果表明，病毒感染可引起与外源性哮喘类似的I型变态反应。病毒感染还可使气道反应性增高，可能通过以下途径。

一是引起支气管黏膜上皮损伤：抗原物质易渗入上皮间隙与致敏的靶细胞结合；同时上皮损伤暴露了气道上皮下的激惹受体或胆碱能受体，当其与刺激物接触时被活化，可引起气道的广泛收缩。

二是某些病毒能部分抑制β受体：还可使循环血中的嗜碱性细胞容易释放组胺和免疫活性递质。

三是病毒感染可刺激神经末梢受体：引起自主神经功能紊乱，副交感神经兴奋，支气管收缩。

四是RSV与抗RSV抗体复合物可引起白细胞释放花生四烯酸代谢产物：引起支气管平滑肌收缩。

病毒感染引起哮喘发作原因可能是多方面的：一方面引起炎症反应和气管高反应性；另一方面可引起机体免疫功能紊乱伴IgE合成过多。因此当感染持续存在时，哮喘发作常难以控制。

第三，脱水及酸碱平衡失调。哮喘持续状态时，由于张口呼吸、出汗以及茶碱类的利尿作用等使体液大量丢失，易造成脱水。失水可致痰黏稠形成痰栓阻塞小支气管，同时脱水状态下，对肾上腺素常呈无反应状态。肺通气障碍造成缺氧及高碳酸血症可致呼吸性酸中毒及代谢性酸中毒，均可使支气管扩张剂失效。因此当哮喘发作合并脱水及酸中毒时常常不易控制。

第四，呼吸道热量或（和）水分的丢失。急性哮喘初发阶段常呈过度通气状态，造成气道局部温度下降及失水，成为对呼吸道的持续刺激，引起支气管反应性收缩，使呼吸困难进一步加重。

第五，其他因素。如精神因素、合并心力衰竭、肾上腺皮质功能不全或长期应用皮质激素而耐药时，哮喘发作时常不易控制而呈持续状态。

四、小儿急性腹痛

小儿急性腹痛是指儿童突然出现的腹部疼痛症状。小儿腹痛的原因可分为器质性病变和功能性病变两大类：在器质性病变中又可分为炎症、梗阻、穿孔、绞窄和坏死等，每一类病变的腹痛都有自己的特点。在功能性病变中也可分为继发性腹痛和原发性腹痛，继发性功能性腹痛往往是在内科疾病的基础上所发生的腹痛，如肺炎、肠炎、腹泻等，都可有腹痛症状。原发性功能性腹痛多为肠痉挛，有时很难与外科器质性腹痛相鉴别，必须经过观察，几个小时后症状更加明显时，才能明确诊断。有时器质性病变与功能性病变相交错，就更难诊断。下面探讨小儿常见的急腹症。

（一）急性阑尾炎

小儿阑尾比较短粗，并且开口处相对较大，故梗阻的机会较少，小儿急性阑尾炎的发病率远比成人低。但随着小儿年龄的增长，阑尾壁内淋巴滤泡增生显著，任何变态反应、感染等引起淋巴免疫反应时，均可导致阑尾壁水肿而堵塞阑尾管腔，引发急性阑尾炎，这是学龄前儿童易发急性阑尾炎的原因之一。另外，阑尾腔内粪石、细菌等也是引发急性阑尾炎的原因。小儿大网膜较短，不能包裹发炎的阑尾，所以发生急性阑尾炎后容易穿孔，形成弥散性腹膜炎。

小儿急性阑尾炎早期有脐周阵发性腹痛，持续时间约6h，并逐渐加重。此后腹痛转移至右下腹，并呈持续性疼痛。小儿不能诉说腹痛，但始终有烦躁或哭闹，常伴有呕吐、拒食和无力。多有全身发热，甚至有高热。腹痛和腹部拒按是小儿急性阑尾炎始终存在的主要症状和体征。

（二）肠套叠

肠套叠好发于6～20个月婴儿，原发性肠套叠不能找到原因，可能与婴儿饮食结构改变后所引起的肠痉挛有关。继发性肠套叠系因肠内肿瘤、憩室等原有病变作为起点而诱发肠套叠。

1周岁以内的婴儿，特别是由完全母乳改为母乳添加副食后的肥胖婴儿易发肠套叠。开始症状为阵发性哭闹，在哭闹的间歇期照常吃奶，甚至可以安静入睡，但半小时后又一阵哭闹，反复不停。以后可能出现呕吐和便血，便血是因套入的肠管受压而使黏膜出血，量很少，无大便成分，以黏液为主，呈果酱样。此时患儿的一般情况尚好，腹软，无腹胀。细心的母亲可以在脐周扪及硬块，如短香肠，略能活动。几个小时后症状更加典型，患儿精神变差，不愿吃奶，哭闹更加频繁。如此时仍得不到治疗，继续套入的肠管可能发生坏死和梗阻，继而出现中毒症状和腹膜炎，这一过程约需48h。晚期套叠以肠梗阻和腹膜炎症状为主，有明显腹胀、呕吐、拒食、精神不振和便血等症状。

（三）腹股沟斜疝嵌顿

小儿先天性腹股沟斜疝在非嵌顿状态下通常不具有明显症状，肠管能够自由进出疝囊。然而当儿童哭闹时，腹内压力骤增，导致大量肠管猛然挤入疝囊内，相互压迫，影响血液供应，甚至引发疝囊内肠管扭转，进而引发痉挛和蠕动混乱。这种情况进一步演变可能造成血液供应的阻断，出现肠梗阻的症状。

绝大多数腹股沟斜疝在发生嵌顿之前，有腹股区可复性肿块的病史。几个小时之前肿块突然增大，并有明显腹痛。小儿表现为哭闹、腹胀、呕吐和肛门停止排便排气。原来可以还纳的肿块，现在不能还纳入腹腔，而且肿块较以前变硬，有触痛。晚期的嵌顿性疝触痛明显，局部皮肤有红肿，甚至有全身中毒症状。少数患儿因内环口较小，过去没有发现腹股沟区肿块，当腹内压突然增加时，把部分肠管挤到疝囊内，而发生嵌疝。也可能发生李特疝，即部分肠管侧壁挤入疝囊内，发生部分肠壁嵌顿。这时在腹股沟区有压痛，但没有肿块，肠梗阻症状也不典型。另外，被挤入疝囊内的不是肠管而是大网膜时，则有不能还纳的局部肿块而没有肠梗阻症状。

（四）粘连性肠梗阻

发生粘连性肠梗阻必须要有两个条件：一是腹腔内原本就存在粘连；二是近期有肠蠕动功能紊乱。对小儿而言，腹内粘连可能是过去有过腹腔内感染史或损伤史（如手术）。如果排除以上可能的话，那就是先天发育性粘连，如胎粪性腹膜炎、梅克尔憩室的索带和肠系膜缺损。至于肠蠕动功能紊乱，小儿随时都可能发生，如腹部受凉、暴饮暴食和中毒过敏等。如果没有潜在的粘连，仅肠蠕动功能紊乱是不会发生肠梗阻的，否则就会引发粘连性肠梗阻。

粘连性肠梗阻的临床表现：小儿肠梗阻也有腹痛、腹胀、呕吐和肛门停止排便排气四大症状，只是表现方式不同而已。对腹痛而言，稍大一些儿童，会诉说腹痛的部位和程度。早期一般为脐周阵发性绞痛，有明显间歇期，出现绞窄后则腹痛变为持续性剧烈腹痛。如是不会说话的小儿，则只表现为阵发性哭闹。患儿都有拒食行为，呕吐次数与梗阻的部位和完全程度有关。一般而言，高位的完全性肠梗阻呕吐频繁，低位的不完全性肠梗阻呕吐次数较少。腹胀和大便情况主要与梗阻的程度有关。完全性梗阻则肛门无排便和排气；而不完全性梗阻，腹胀较轻，也会有少量排便。病程较长者，可能有脱水、口干和精神不振等症状。绞窄性肠梗阻晚期则会有高热、缺氧等中毒症状。

五、小儿心肌梗死

（一）小儿心肌梗死的病因分析

小儿心肌梗死（MI）的病因与年龄相关。

1.新生儿期的病因

先天性心脏病，特别是冠状动脉起源异常是此期致MI最重要的因素。冠状动脉起源异常发生率为1%～2%，多数患儿无临床表现。次常见原因有肺动脉闭锁而室间隔完整者、永存动脉干、大动脉转位及修复后等；少见原因如心内膜弹力纤维增生症、冠状动脉中层钙质沉着。

2.一岁至青春期前的病因

川崎病很可能是此期MI的最重要病因，亚裔小儿更易罹患。发病的第7天起即可检出冠状动脉异常扩张，其中的15%～25%患儿发展为冠状动脉瘤，近70%小儿的动脉瘤在1～2年消退。MI发生率为1.9%，通常发生于患病后第一年（72.8%），其中39.5%发生在患病后3个月内。63%于休息或睡眠时发病，14%于玩耍、活动、走路时发病。22%的患者在第一次MI期间死亡。发病10天内大剂量免疫球蛋白联合阿司匹林治疗较单用阿司匹林使冠状动脉病变发生率由20%降至4%，10%的个体对该方案无效应。

其他非外科病因常见有：心肌病、心肌炎（含风湿性心肌炎）、胶原血管性疾病（特别是系统性红斑狼疮、高安病、结节性动脉炎，次常见者包括肾病综合征、隐伏的恶性肿瘤（尤其是淋巴瘤纵隔放疗后）、败血症、William综合征（主动脉瓣上狭窄）、感染性心内膜炎、同型半胱氨酸血症，以及甲型血友病以凝血酶原复合物浓缩剂或Ⅷ因子抑制物旁路活性（FE1BA）治疗者、特发性心内膜下MI。某些罕见的病因有遗传性疾病如早老症、弹性纤维假黄瘤、黏多糖病、Fabry病、尿黑尿酸症、Hurler综合征、糖原累积病Ⅱ型及冠状动脉肌纤维发育不良、主动脉瓣乳头肌弹性纤维瘤继发MI、衣原体肺炎、幽门螺杆菌感染。

部分手术或创伤后导致MI的原因包括在体外循环时冠状动脉灌注不良、心脏移植并发症如排异、钝性胸部创伤。曾报告一接受骨髓移植的7岁小儿发生曲菌性全心炎，其冠状动脉见曲菌栓塞而继发急性大面积MI。

3.青少年的病因

青少年MI的病因除以下三点外与儿童类似：①川崎病在该年龄组发病较少；②应考虑有无吸食可卡因或嗅吸胶水的可能；③冠状动脉粥样硬化是否致小儿MI仍有争议，但已知纯合子型家族性高胆固醇血症（发病率为1/100万）、家族性混合性高脂血症、低β脂蛋白血症、高载脂β脂蛋白血症者，其冠状动脉病变早发，并在20岁前即可发生MI。某些烟雾病患儿也可发生MI。

（二）小儿心肌梗死的临床表现

小儿心肌梗死的常见症状如哭闹、难以哺喂、呼吸困难、呕吐、绞痛、易激惹、休克等。4岁以下患儿17%、4岁以上83%主诉有胸痛、胸部压榨感。小儿胸痛部位及放射较疼痛性质对心绞痛诊断有帮助，因为小儿往往将疼痛描述为锐痛，且对此复述时有出入。疼痛放射至左肩者则更可能是心源性。摩擦音、颈静脉扩张被认为是有高度特异性的体征，而发绀、大汗、灌注不良、心动过速、啰音、焦虑等提示MI的敏感程度尚难确定。MI小儿常伴发心律失常，可有上腹痛、腹部压痛、昏厥及易疲劳等不同的表现形式。由于移植后的心脏已失去神经支配，故缺血不表现为胸痛，而是表现为咳嗽、充血性心力衰竭、心律失常或猝死。

六、小儿肺动脉高压

肺动脉高压（PAH）是一组以肺动脉压和肺血管阻力升高伴进行性右心衰竭为主要特征的综合征。正常肺动脉压力为2.0～4.0kPa/0.7～1.3kPa（15～30mmHg/5～10mmHg），平均肺动脉压（MAP）为1.3～2.7kPa（10～20mmHg）。静息时MAP>3.3kPa（25mmHg），或运动时MAP>4.0kPa（30mmHg）即可诊断PAH。

（一）小儿肺动脉高压的病理生理

PAH的病因多种多样，但肺血管的重构是其基本特征。所谓肺血管重构是指肺动脉在受到各种损伤或缺氧等刺激之后，血管壁组织结构及其功能发生病理改变的过程，包括内皮损伤、增生，平滑肌细胞增生，从而导致血管中层增厚、胶原蛋白过度沉积、小血管闭塞等。此过程一般起始于外周阻力血管，随着整个肺循环阻力持续上升到一定阶段，近端的大血管–主肺动脉壁等也开始发生重构。肺血管的重构包括：正常无平滑肌的小肺动脉肌化、肌型肺动脉进一步肌化、新生内膜的形成、丛样病变的形成。

丛样病变是严重PAH血管的一种重要表现形式，是肺动脉内皮细胞的无序增生，最后在小肺动脉管腔内形成一些实际没有血流通过的很多微小的无效血管。从血管的切面病理来看，即呈"丛样病变"。这种丛样病变最常发生于直径为200～400μm的小血管内。不同原因的PAH丛样病变有些细微的差别，如IPAH患者丛样病变所发生的血管内径要比分流性先心病患者的更小。此外，有研究发现，IPAH患者丛样病变的内皮细胞增生是单克隆增生，而先心病患者PAH丛样病变的内皮细胞增生呈多克隆样，这也是两种PAH最显著的差别之一。

（二）小儿肺动脉高压的临床表现

儿童PAH的症状与成人不同，婴儿常表现为低心排血量、食欲缺乏、发育不良、出汗、呼吸急促、心动过速和易激惹。此外，婴儿和年长儿由于卵圆孔未闭导致右向左分流，出现劳累后发绀。无明显卵圆孔未闭分流的患儿常表现为用力后昏厥。儿童期之后，其症状与成人相同，最常见的为劳累后呼吸困难，有时有胸痛。右心衰竭常见于10岁以上有长期严重PAH的患儿，年幼儿罕见。所有年龄段的儿童均可有恶心、呕吐，这反映了心排血量的下降。胸痛可能是由于右心室缺血所致。

七、急性坏死性肠炎

急性坏死性肠炎是以小肠为主的急性炎症，因常有广泛性出血，又称急性出血性肠炎。临床上发病突然，以腹痛、腹泻、便血、呕吐、发热、迅速出现感染性休克为特征，如不及时抢救，易致死亡。急性坏死性肠炎多见于3~9岁小儿，全年均可发病，夏秋季较多见，呈散发性发病，也可在同一季节和地区发生多例。新生儿期发病称新生儿坏死性小肠结肠炎。

（一）急性坏死性肠炎的病因病理

第一，急性坏死性肠炎的病因尚未完全明确，可能是由于C型产气荚膜梭状芽孢杆菌及其所产生的肠毒素（可致组织坏死）所引起。此菌可产生耐热芽孢，在污染的食物中繁殖并产生肠毒素，摄入后可致病。蛋白质营养不良者，蛋白酶（特别是胰蛋白酶）分泌减少，长期食用含有蛋白酶抑制物的食物（如花生、大豆、蚕豆、甘薯或桑椹等）可使胰蛋白酶活性降低；肠道蛔虫能分泌胰蛋白酶抑制物，可能是本病的一个诱发因素。这些因素使胰蛋白酶破坏肠毒素能力减弱，更易于发病。新生儿坏死性小肠结肠炎则与产气荚膜杆菌、大肠埃希菌、表皮葡萄球菌和轮状病毒感染有关，多见于有窒息史的早产儿。红细胞增多症、高渗牛乳、喂食过多过快也与发病有关。

第二，急性坏死性肠炎的病理：从食管到结肠均可受累，但多见于空肠和回肠。病变呈散在灶性或节段性，可发生在一段或两段以上，长度为数厘米甚至全部小肠。受累肠管扩张，呈暗红色或紫红色，与正常肠段分界清楚，肠管多积气，有血性内容物，肠壁增厚，较硬，黏膜皱襞肿胀，黏膜表面有散在的坏死灶，脱落后形成浅表溃疡。可有肠壁囊样积气，肠腔内有脓性或血性渗出液。镜下见充血、水肿、出血、坏死、小动脉壁纤维素样坏死、血流停滞、血栓形成和炎症细胞浸润。肌层平滑肌变性、断裂，肌间神经节细胞退化甚至消失。浆膜层可有纤维素性渗出。多数病例仅累及黏膜和黏膜下层，病变轻者可只充血、水肿和小灶性坏死，出血严重者可达肌层和浆膜层，引起肠壁全层坏死，甚至发生肠穿孔及腹膜炎。病变恢复后，不遗留慢性病变，但由于腹腔内的纤维素性渗出，可发生腹腔内粘连。

（二）急性坏死性肠炎的临床表现

急性坏死性肠炎具有突然起病的特征，主要临床表现包括腹痛、呕吐、腹胀、腹泻、便血以及毒血症状等。病情严重程度各异，重症患者常出现中毒性休克。疾病通常以腹痛作为起始症状，逐渐加重，表现为持续性的钝痛，同时伴随不同程度的阵发性加剧。在早期阶段，疼痛主要集中在上腹部和脐周，而在疾病发展的后期，常扩展至整个腹部。

早期的腹痛部位通常与病变的具体部位和范围相符，患者在疾病发作后不久即出现腹泻和便血症状，其发生频率不一，每天可发生2～3次至数十次不等。初为黄色稀便，少量黏液，无脓，无里急后重。以后排血便，呈暗红色糊状，或呈赤豆汤样，血水便有时可见灰白色坏死物质，有特殊腥味，血量多少不一。腹痛同时伴有恶心，呕吐，开始吐出胃内容物及黄绿色胆汁，以后可呈咖啡样物或吐小蛔虫。由于大量的液体和血液渗入肠腔和腹腔，即使在肠梗阻时无粪便排出，也可导致脱水、血容量减少、电解质紊乱和酸中毒等。发病早期即有不同程度毒血症症状，如寒战、高热、疲倦、嗜睡、面色发灰、食欲缺乏等。重者病情发展迅速，常于起病后1～3d病情突然恶化，出现严重中毒症状和休克。可伴发弥散性血管内凝血和败血症，少数病例可在血便出现前即发生中毒性休克。

早期或轻症患儿腹部体征表现为腹部稍胀，柔软，可有轻度压痛，但无固定压痛点，以后腹胀加重，可出现固定压痛，早期由于炎症刺激引起肠痉挛，肠鸣音亢进。晚期肠壁肌层坏死出血，肠管运动功能障碍引起肠麻痹、肠鸣音逐渐减弱或消失，以后者多见，当肠管坏死累及浆膜或肠穿孔时，出现局限性或弥散性腹膜炎症状，如明显腹胀、腹肌紧张、压痛和反跳痛等。有肠穿孔者肝浊音界消失。但休克病儿反应迟钝，虽有腹膜炎但腹肌紧张和压痛可不明显，应仔细观察。

婴幼儿症状多不典型，易误诊。病初烦躁、呕吐、腹胀、蛋花样腹泻，伴有明显中毒症状，并易发生广泛性肠坏死、腹膜炎和中毒性休克。

新生儿坏死性小肠结肠炎特点：发病多在出生后2周内，以2～10d为高峰；临床以腹胀、呕吐、腹泻、血便为主；呕吐物带胆汁或为咖啡色，排便一日数次

153

或10余次不等，稀薄或带血，隐血试验阳性；重者腹胀显著，可看到肠形，可发生肠穿孔和腹膜炎，并常见精神萎靡、体温不稳定、面色苍白或青紫、黄疸。休克、代谢性酸中毒、DIC等感染中毒表现，可出现呼吸暂停。

急性坏死性肠炎一般病程7~14d，若能及时诊治，治愈后可恢复正常。危重者起病急、发展快，迅速出现中毒性休克，应密切观察，及时抢救。

第二节　儿科危重症的诊疗

一、重症肺炎的诊疗

（一）重症肺炎的辅助检查

第一，外周血常规。细菌性肺炎可能导致白细胞总数增加，中性粒细胞比例升高，并可能观察到核左移现象。对于存在弥散性血管内凝血倾向或临床表现的患儿，需要定期进行血液常规检查。如血小板逐渐减少，应警惕可能存在的弥散性血管内凝血情况。

第二，血气分析。可以了解呼吸功能状态，判断呼吸衰竭的类型，用以指导临床治疗及疗效判断。此外，患儿出现难治性代谢性酸中毒，应考虑有早期休克的可能性。

第三，X线检查。可以了解肺部病变的程度与性质，一些病原引起的肺炎具有特殊的影像学特征。如肺大疱、脓胸、脓气胸及肺脓肿是金黄色葡萄球菌的影像学特点；大叶性肺炎多由肺炎链球菌感染所致；支原体肺炎可表现出游走性云雾状浸润影；而病毒性肺炎更多表现出小斑片状渗出影或融合影以及肺气肿表现。如果患儿病情突然加重，应及时摄片以排除并发症出现的可能性，如肺大疱、脓胸、脓气胸及纵隔气肿等。

第四，C-反应蛋白和前降钙素原的测定。两者血清水平升高，提示细菌感染。血清水平的动态观察有助于了解疾病的发展与治疗效果。

第五，病原学检查。细菌检查可以做鼻咽部分泌物、气道分泌物（插管患儿）、胸腔穿刺液革兰染色涂片和细菌培养，以及血培养检查。

一是涂片。发现形态和染色单一的病原以及白细胞中较多的病原菌，对治疗有一定的指导价值。肺炎链球菌为呈镰刀状成串排列的双球菌，金黄色葡萄球菌为成簇分布的革兰阳性球菌，流感嗜血杆菌为革兰阴性球杆菌，肺炎克雷伯杆菌或肠杆菌为革兰阴性杆菌。

二是细菌培养。有25%～50%的获得性肺炎痰培养阳性；有菌血症的患儿，痰培养阳性率为40%～60%。血液、胸腔积液或肺泡灌洗液中分离出的病原菌具有高度的特异性，但住院肺炎患儿的血培养阳性率仅为5%～20%，伴有胸腔积液的肺炎只占住院肺炎患儿15%。病毒学检查可用鼻咽部灌洗液病毒分离或免疫荧光检查，或双份血清病毒抗体检查；非典型病原可用鼻咽部灌洗液抗原（免疫荧光或酶联免疫法）或DNA（PCR方法）测定，或双份血清非典型病原抗体测定。

（二）重症肺炎的鉴别诊断

肺炎患儿，如同时合并有全身中毒症状、呼吸衰竭及肺外各脏器功能异常，可以诊断为重症肺炎。临床上应排除其他疾病引起的肺部炎性改变，以及治疗肺炎时药物对各脏器的不良反应；同时为了及时有效地进行临床治疗，应根据患儿的临床特点、初步实验室检查，进行肺炎的病原学诊断。

第一，金黄色葡萄球菌肺炎。本病为支气管肺组织的化脓性炎症，多见于婴幼儿。起病急，进展快，有弛张高热或稽留热，以及精神萎靡、面色苍白等全身中毒症状，皮肤常见猩红热样或荨麻疹样皮疹。肺部体征出现较早，易发生循环、神经及消化系统功能障碍；并发症以肺大疱、气胸、脓气胸及肺脓肿比较常见。外周血白细胞数明显增高（$>15 \times 10^9$/L），以中性粒细胞增高为主，可见中毒颗粒；部分患儿外周血白细胞数偏低（$<5 \times 10^9$/L），提示预后不良。进一步痰液、胸腔液及血液细菌培养可以明确诊断。

第二，肺炎双球菌肺炎。重症患儿多为大叶性或节段性肺炎，大龄儿童常见，起病急，突发高热、寒战、胸痛，以及咳嗽、气急，少数患儿咳铁锈色痰，胸部体检有肺实变体征。胸部X线检查显示大叶性或节段性实变阴影。

第三，支原体肺炎。支原体肺炎是由肺炎支原体引起，重症患儿多见于5岁以上儿童，以高热及刺激性剧咳为主要表现；但由于肺炎支原体与人体某些组织存在部分共同抗原，感染后可引起相应组织的自身抗体，导致多系统的免疫损害，如溶血性贫血、血小板减少、格林-巴利综合征及肝脏、肾脏的损害。胸部X线显示节段性实变阴影或游走性淡片状渗出影，可伴有少量胸膜渗出，外周

155

血白细胞数及分类均正常，冷凝集试验阳性有助于诊断，但确诊需要双份血清特异性抗体或胸腔积液特异性抗体检查，以及鼻咽部分泌物、胸腔积液支原体抗原或DNA检查。

第四，腺病毒肺炎。腺病毒肺炎多由3、7两型腺病毒引起，其次为11、21型腺病毒。为支气管肺实质出血坏死改变，支气管上皮广泛坏死、管腔闭塞及肺实质严重炎性改变，往往有明显的中毒症状及喘憋表现。多见于6个月到2岁的儿童，骤起时稽留高热、剧咳，伴有明显的感染中毒症状，如面色苍白、精神萎靡、嗜睡，剧烈咳嗽伴喘憋、气急、发绀。易并发中毒性心肌炎和心力衰竭，但肺部体征出现较晚，发热3~5天出现肺部湿啰音，胸部X线较早显示片状或大片状阴影，密度不均，可有胸膜反应。外周血白细胞数降低，鼻咽分泌物病毒分离或抗原测定，以及双份血清特异性抗体检查有助于病原学诊断。

第五，呼吸道合胞病毒性肺炎。呼吸道合胞病毒性肺炎由呼吸道合胞病毒引起，炎症主要波及毛细支气管，导致不同程度的小气道阻塞，引起弥散性肺气肿及部分肺不张，肺部渗出性改变较轻，多见于6个月以下患儿、早产儿、支气管肺发育不良、先天性心脏病患儿。中毒症状轻，但有明显喘憋及呼气性呼吸困难，双肺广泛哮鸣音，喘息缓解后可闻较多湿啰音。胸片显示高度肺气肿及少许斑片状渗出影。外周血白细胞数降低，鼻咽分泌物病毒分离或抗原测定，以及双份血清特异性抗体检查有助于病原学诊断。

第六，革兰阴性杆菌肺炎。革兰阴性杆菌肺炎常见大肠艾希杆菌、肺炎克雷伯杆菌、铜绿假单胞菌等，多见于新生儿、婴儿以及气管插管或切开、大量使用抗生素的患儿，起病相对较缓，但细菌耐药性强，治疗不当会导致疾病进行性恶化。

（三）重症肺炎的治疗措施

1.呼吸支持和护理

近年来，由于广泛肺实质病变的重症肺炎患儿已经减少，而低龄儿童因呼吸道阻塞、呼吸肌疲劳引起的通气功能障碍逐渐增多，及时有效的呼吸支持和护理尤为重要。

（1）保持呼吸道通畅。气道分泌物黏稠、黏膜水肿及支气管痉挛导致气道梗阻，分泌物排泄不通畅，会加重呼吸肌疲劳，促进呼吸衰竭的发生与发展。尽可能避免气道分泌的干结，促进分泌物的排泄，缓解气道黏膜肿胀与痉挛，维护气道有效的功能状态。

第一，保持合适环境的温度（室温20℃）与湿度（相对湿度50%～60%）。

第二，保证液体摄入，液体的摄入量应考虑当时的脱水情况、是否存在心功能异常、发热等因素，过多的液体摄入会加重心脏的负担，并促进肺水肿的发生，反而会加重病情。一般重症肺炎的患儿的静脉液体按每天60～80mL/kg给予。

第三，给予超声雾化或祛痰药物，反复叩背吸痰以及体位引流，能够减少痰液黏稠度，促进痰液排出。

第四，对有喘憋、肺气肿比较明显的患儿可以吸入支气管扩张药物，解除气道痉挛和黏膜水肿。

（2）氧疗。重症肺炎患儿应给氧，以减缓呼吸肌疲劳、减轻心脏负荷及肺动脉高压。可以鼻导管给氧，氧流量0.75～1.5L/min，维持动脉血氧分压在8.0～12.0kPa（60～90mmHg）或血氧饱和度在92%以上；缺氧明显的可以面罩或头罩给氧，若出现呼吸衰竭或病情进行性恶化可考虑机械通气。

（3）气管插管与机械通气。对于明显呼吸肌疲劳、呼吸衰减进行加重的患儿，可及时给予气管插管与机械通气，以去除由于呼吸肌疲劳、分泌物堵塞造成的通气功能障碍，同时也可以改善气体的肺内分布，减少通气血流比例失调，促进气体的弥散，缓解机体的缺氧和二氧化碳潴留。

2.进行抗感染治疗

重症肺炎细菌感染多见，应积极尽早进行抗感染治疗。根据患儿的年龄、临床表现和胸部X线特点，结合本地区病原流行病学资料、是否有基础疾病、社区抑或院内感染，立即进行经验性药物选择；同时进行必要的病原学检查，根据治疗效果、病原学检查结果和药物敏感试验调整药物。

3.应用血管活性药物

重症肺炎对机体的影响除了缺氧和二氧化碳潴留外，病原毒素及炎症因子造成的局部或全身微循环障碍，是肺炎并发中毒性脑病、中毒性肠麻痹、休克及DIC的重要因素，因此积极改善机体的微循环状态是治疗重症肺炎的重要环节。常用的药物包括多巴胺、酚妥拉明和山莨菪碱。

4.应用糖皮质激素

对于全身炎症反应强烈，中毒症状明显，伴有严重喘憋、中毒性脑病、休克的患儿应使用糖皮质激素抑制炎症反应，改善机体各脏器的功能状态，减轻全身中毒症状，可以选用甲基泼尼松龙、地塞米松和氢化可的松。

二、手足口病的诊疗

（一）手足口病的实验室检查

第一，血常规。普通病例白细胞计数正常，重症病例白细胞计数可明显升高。

第二，血生化检查。部分病例可有轻度ALT、AST、CK-MB升高，重症病例可有肌钙蛋白、血糖升高。CRP一般不升高。

第三，脑脊液检查。神经系统受累时可有以下异常：外观清亮，压力增高，白细胞增多，蛋白正常或轻度增多，糖和氯化物正常。

第四，病原学检查。肠道病毒（CoxA16、EV71等）特异性核酸阳性或分离到肠道病毒。咽、气道分泌物，疱疹液，粪便阳性率较高。应及时、规范留取标本，并尽快送检。

第五，血清学检查。急性期与恢复期血清EV71、CoxA16或其他肠道病毒中和抗体有4倍以上的升高。

（二）手足口病的辅助检查

第一，胸片。可表现为双肺纹理增多，网格状、斑片状阴影，重症病例可出现肺水肿、肺出血征象，部分病例以单侧为著。

第二，磁共振。神经系统受累者可有异常改变，以脑干、脊髓灰质损害为主。

第三，脑电图。部分病例可表现为弥散性慢波，少数可出现棘（尖）慢波。

第四，超声心动图。左室射血分数下降，左室收缩运动减弱，二尖瓣或者三尖瓣反流。

第五，心电图。无特异性改变，可见窦性心动过速或过缓、Q-T间期延长、ST-T改变。

（三）手足口病的鉴别诊断

1.普通病例的鉴别诊断

手足口病需要与其他儿童发疹性疾病相鉴别，如疱疹性荨麻疹、水痘、不典型麻疹、幼儿急疹以及风疹等鉴别。流行病学特点、皮疹形态、部位、出疹时间以及有无淋巴结肿大等可资鉴别，以皮疹形态及部位最为重要。

2.重症病例的鉴别诊断

（1）与其他中枢神经系统感染相鉴别。

第一，其他病毒所致中枢神经系统感染的表现可与重症手足口病相似，皮疹不典型者，应该尽快留取标本进行肠道病毒，尤其是EV71的病毒学检查，结合病原学或血清学检查做出诊断。同时参照手足口病重症病例的处置流程进行诊治、处理。

第二，以迟缓性麻痹为主要症状者应该与脊髓灰质炎相鉴别。

（2）与重症肺炎相鉴别：重症手足口病可发生神经源性肺水肿，应与重症肺炎相鉴别。前者咳嗽症状相对较轻，病情变化迅速，早期呼吸浅促，晚期呼吸困难，可出现白色、粉红色或血性泡沫痰，胸片为肺水肿表现。

（3）以循环障碍为主要表现者应与暴发性心肌炎、感染性休克等相鉴别。

（四）手足口病的治疗措施

1.普通病例的治疗措施

（1）一般治疗。注意隔离，避免交叉感染。适当休息，清淡饮食，做好口腔和皮肤护理。

（2）对症治疗。发热等症状采用中西医结合治疗。

2.重症病例的治疗措施

（1）神经系统受累治疗。

第一，控制颅内高压：限制入量，给予甘露醇每次0.5～1.0g/kg，每4～8小时一次，20～30分钟静脉注射，根据病情调整给药间隔时间及剂量。必要时加用呋塞米。

第二，静脉注射免疫球蛋白，总量2g/kg，分2～5天给予。

第三，酌情应用糖皮质激素治疗，参考剂量：甲泼尼龙1～2mg/（kg·d）；氢化可的松3～5mg/（kg·d）；地塞米松0.2～0.5mg/（kg·d）。患者病情稳定后，尽早减量或停用。个别病例进展快、病情凶险可考虑加大剂量，如在2～3天内给予甲泼尼龙10～20mg/（kg·d）（单次最大剂量不超过1g）或地塞米松0.5～1.0mg/（kg·d）。

第四，其他对症治疗：降温、镇静、止惊。

159

第五，严密观察病情变化，密切监护。

（2）呼吸、循环衰竭治疗。

第一，保持呼吸道通畅，吸氧。

第二，确保两条静脉通道畅通，监测呼吸、心率、血压和血氧饱和度。

第三，呼吸功能障碍时，及时气管插管，使用正压机械通气，建议呼吸机初调参数：吸入氧浓度80%～100%，PIP2.0～2.9kPa（20～30cmH$_2$O），PEEP0.39～0.78kPa（4～8cmH$_2$O），频率（f）20～40次/分，潮气量6～8mL/kg左右。每半小时监测血气，及时调整呼吸机参数。

第四，在维持血压稳定的情况下，限制液体入量（有条件者根据中心静脉压测定调整液量）。

第五，头肩抬高15°～30°，保持中立位；留置胃管、导尿管。

第六，药物应用：根据血压、循环的变化可选用多巴胺2～20μg/（kg·min），米力农0.25～0.75μg/（kg·min），15～30分钟依血压调节剂量。低血压选择容量复苏[中心静脉压<0.78Kpa（8cmH$_2$O）]：生理盐水5～10mL/kg；如中心静脉压高或输液无反应可选择多巴胺或肾上腺素0.05～0.4μg/（kg·min）。酌情应用利尿药物治疗。

第七，保护重要脏器功能，维持内环境的稳定。

第八，监测血糖变化：如血糖>15.0mmol/L，使用胰岛素0.03～0.1μg/（kg·h）（注意慢速，并30分钟一次监测），控制糖输入速度。持续性高糖提示预后不良。

第九，抑制胃酸分泌：可应用西咪替丁、奥美拉唑等。

第十，退热治疗：高热时及时使用物理及药物退热处理。

第十一，惊厥时给予镇静止痉药物治疗。

第十二，有效抗生素防治继发肺部细菌感染。

三、哮喘持续状态的诊疗

（一）哮喘持续状态的诊断要点

哮喘持续状态时临床表现为严重呼吸困难，端坐呼吸，呼吸表浅，呼吸节律变慢，哮鸣音减低甚至消失，发绀，面色苍白，表情惊恐，大汗淋漓。当发作持续时间较长时，病儿可呈极度衰竭状态，发绀严重，持续吸氧不能改善，肢端发冷，脉搏细速，咳嗽无力，不能说话，甚至昏迷。如不及时治疗或治疗不当则可发生呼吸衰竭或因支气管持续痉挛或痰栓阻塞窒息死亡。当病儿出现上述表现，并且经合理应用拟交感神经药及茶碱类药物治疗12~24h仍不缓解，再结合以往反复发作史及过敏史，排除其他可造成呼吸困难的疾病如毛细支气管炎、喘息性支气管炎、气管异物等即可做出哮喘持续状态的诊断。

（二）哮喘持续状态的病情判断

虽然近年来对哮喘的治疗有了一系列改进，但病死率并没有下降，原因可能在于对哮喘持续状态患者的严重性认识不足，对哮喘病儿的监测不够，没有对病儿的病情做出明确判断或没有给予进一步的治疗，也没有充分重视发作间期的预防，以及哮喘急性发作时支气管扩张剂及皮质激素用量不足。重症哮喘持续状态可发生呼吸衰竭、心力衰竭、严重水电解质及酸碱平衡紊乱，易窒息而导致死亡。哮喘持续状态预后不佳，应予充分重视。

（三）哮喘持续状态的治疗措施

1.吸入氧气

氧气吸入可改善低氧血症，防止并纠正代谢性酸中毒。一般以4~5L/min流量为宜，氧浓度以40%为宜，相当于氧流量6~8L/min，使PaO_2保持在9.3~12.0kPa（70~90mmHg），如用面罩将雾化吸入剂与氧气同时吸入，更为理想。

2.纠正脱水及酸碱平衡失调

脱水及酸中毒常常是造成哮喘持续难以控制的重要原因，因此，补液及纠正酸中毒是控制哮喘的有效方法，补液量可根据年龄及失水程度计算。开始以1/3~1/2张含钠液体，最初2h内给5~10mL/（kg·h），以后用1/4~1/3张含钠液维持，有尿后补钾。呼吸性酸中毒应该靠加强通气来改善，轻度代谢性酸中毒可通过给氧及补液纠正，只有在明显的代谢性酸中毒时才使用碱性液。计算公式为：碱性液用量（mmol）=0.15×体重（kg）×（-BE）（碱缺乏），稀释至等张：碳酸氢钠为1.4%，乳酸钠为1.87%，三羟甲基氨基甲烷（THAM）为3.6%。当应用碳酸氢钠来纠正代谢性酸中毒时，机体内必将产生大量碳酸，加重了呼吸性酸中毒，因此加强通气才是防止和治疗酸中毒的根本措施。因此考虑，碱性液应先选用乳酸钠及THAM，可避免体内产生大量的碳酸。

3.应用支气管扩张剂

（1）β受体兴奋剂。β受体兴奋剂通过直接兴奋支气管平滑肌上的β受体，而使支气管扩张。可雾化吸入，也可全身用药。

第一，沙丁胺醇：溶液雾化吸入，沙丁胺醇几乎为纯β_2受体兴奋剂，对心血管不良反应小，雾化吸入为治疗急性哮喘的首选方法，常用的气雾剂因微粒不够细，不易进入气道深处而效果不满意。可将0.5%沙丁胺醇溶液根据年龄按剂量加入超声雾化器中，面罩吸入。如病情严重，开始时每隔1~2h吸入1次，并注意心率和呼吸情况的监护，好转后6~8h吸入1次。也可用氨哮素雾化吸入，4mg/100mL，每次吸入10~15mL，一般每日2~3次。

第二，沙丁胺醇静脉注射：应用本药雾化吸入及静脉滴注氨茶碱无效时，可考虑静脉注射沙丁胺醇。学龄儿剂量为5mg/（kg·次），病情严重时，也可将沙丁胺醇2mg加入10%葡萄糖溶液250mL中静脉滴注，速度为8μg/min（即1mL/min）左右，静脉滴注20~30min。严密观察病情，注意心率变化，若病情好转应减慢滴速。6~8h后可重复用药，学龄前儿童沙丁胺醇剂量应减半。

第三，异丙肾上腺素：经用茶碱类、皮质激素及其他支气管扩张剂无效时，可考虑异丙肾上腺素静脉滴注。将本药0.5mg加入10%葡萄糖液100mL中，最初以每分0.1μg/kg的速度缓慢滴注，在心电和血气监护下，可每10~15min增加0.1/μg/（kg·min），直至通气功能改善，或心率达到180~200次/min时停用。症状好转后可维持用药24h。

第四，抗胆碱药：异丙托溴铵（爱喘乐）与β_2受体激动剂联合吸入，可增加后者的疗效，该药主要通过降低迷走神经张力而舒张支气管，哮喘持续状态时与沙丁胺醇溶液混合一起吸入，不大于2岁者，125μg（0.5mL）/次；2岁以上者，250μg（1mL）/次，其他用法同沙丁胺醇。

第五，硫酸镁：主要通过干扰支气管平滑肌细胞内钙内流起到松弛气道平滑肌的作用，在用上述药物效果不佳时，往往能收到较好疗效。其用法为0.025g/kg（即25%硫酸镁0.1mL/kg）加入10%葡萄糖液30mL内，20~30min内静脉滴注，每日1~2次。给药期间应注意呼吸、血压变化，如有过量表现可用10%葡萄糖酸钙拮抗。

第六，特布他林（博利康尼）：每片2.5mg，儿童每次1/4~1/2片，每日2次，也有人用作雾化吸入治疗，对喘息患者有一定疗效。

（2）茶碱。茶碱类扩张支气管平滑肌的作用机制尚未完全明了，过去普遍认为是通过抑制磷酸二酯酶，减少cAMP的水解，使细胞内cAMP浓度升高，而产生平滑肌松弛的作用。茶碱的作用是多方面的：支气管平滑肌上存在腺苷受体，腺苷受体兴奋可使平滑肌收缩，茶碱类可与腺苷竞争支气管平滑肌上的腺苷受体，使支气管扩张；茶碱还可抑制变态反应中递质的释放并增加cAMP与cAMP结合蛋白的亲和力，使cAMP作用加强；还可刺激肾上腺髓质释放肾上腺素及去甲肾上腺素。茶碱的最适治疗血药浓度为10～20/μg/mL，血药浓度超过20μg/mL时将随着血药浓度的增加出现各种不良反应。茶碱的有效血药浓度范围窄，因此有条件最好做血药浓度监测。哮喘持续状态时氨茶碱负荷量为4岁以下6mg/kg，5～10岁5.5mg/kg，10岁以上4.5mg/kg，稀释后在20min内缓慢静脉注入。如6h内已用过茶碱类药物，应酌情减量（如用1/3～1/2），然后再以维持量持续静脉点滴，速度为1～9岁1mg/（kg·h），9岁以上0.8mg/（kg·h）。因茶碱清除率个体差异大，最好有血药浓度监测，以调整剂量，使血药浓度维持在10～20μg/mL之间。

（3）其他支气管扩张药。普鲁卡因：作用机制尚不明确，可能是通过提高腺苷酸环化酶的活性使细胞内cAMP浓度升高或是直接对平滑肌有抑制作用。剂量为3～5mg/（kg·次），最大不超过10mg/（kg·次），加入10%葡萄糖液50～100mL静脉滴注，每天1次，严重者6h后可重复1次。

（4）维生素K$_1$：作用机制不明，有解除平滑肌痉挛的作用。剂量为2岁以内2～4mg/次，2岁以上5～10mg/次，肌内注射，每日2～3次。

4.应用肾上腺皮质激素

肾上腺皮质激素无论是对慢性哮喘还是对哮喘急性发作都有很好的疗效。皮质激素可能通过以下途径发挥作用。

（1）通过抗感染及抗过敏作用，降低毛细血管通透性减轻水肿，稳定溶酶体膜和肥大细胞膜，防止释出水解酶及肥大细胞脱颗粒。

（2）增加β-肾上腺素受体的活性。在哮喘持续状态时应早期大剂量应用本药，可选用氢化可的松4～8mg/（kg·次）或甲泼尼龙1～2mg/（kg·次）静脉滴注，每6h1次，病情缓解后改口服泼尼松1～2mg/（kg·d），症状控制后力争在1周内停药，对慢性哮喘尽量在1～2个月内停药或逐渐用皮质激素吸入剂替代。

5.进行机械通气

机械通气的指征包括：①持续严重的呼吸困难。②呼吸音减低到几乎听不到哮鸣音及呼吸音。③因过度通气和呼吸肌疲劳而使胸廓运动受阻。④意识障碍；烦躁或抑制甚至昏迷。⑤吸入40%氧后发绀仍无改善。⑥$PaCO_2 \geq 8.6kPa$（65mmHg），有3项或3项以上上述指征时可用机械呼吸。呼吸器以定容型为好。机械通气时应注意以下方面：①潮气量应较一般偏大而频率偏慢。②改变常规应用的吸/呼时比1：1.5为1：2或1：3，以保证有较长的呼气时间。③可并用肌肉松弛剂，同时应用支气管扩张剂雾化吸入并经常吸出呼吸道黏液以降低气道的高阻力。

6.应用祛痰剂

祛痰剂可清除呼吸道痰液，改善通气，防止发生痰栓阻塞，常用祛痰药有以下类型：①乙酰半胱氨酸（痰易净）。使痰液中黏蛋白的二硫键断裂，黏蛋白分解，痰液黏稠度下降，易于咳出。常用10%溶液1～3mL雾化吸入，每天2～3次。②溴己新（必嗽平）。使痰液中黏多糖纤维分解和断裂，以降低痰液黏稠度，使之易于咳出，剂量为0.2～0.3mg/次，3～4次/d，口服；或用0.1%溶液2mL雾化吸入，每日1～2次。③糜蛋白酶。使痰液内蛋白分解，痰液黏度降低，易于咳出，按5mg/次，肌内注射，1～2次/d；或5mg/次加生理盐水10mL雾化吸入，1～2次/d。

7.中医中药治疗

对重度发作的哮喘持续状态可用人参3～10g，蛤蚧1对，煎服，每日1/2剂，连服1～2天，症状缓解后改用上药研粉，每日服2～5g。针刺鱼际、关元、气海、足三里、大椎等穴位可解除支气管平滑肌痉挛，降低气道阻力，对改善肺功能有一定疗效。

四、小儿急性腹痛的诊疗

（一）急性阑尾炎的诊疗

1.急性阑尾炎的诊断依据

根据急性阑尾炎的典型症状可以做出初步诊断。反复检查3次均有右下腹"三固定"压痛体征，可以肯定诊断。3岁以下婴幼儿阑尾易于穿孔，形成弥散性腹膜炎后诊断较为困难。这时可在右下腹做腹腔穿刺，抽出灰白色脓液即可确

164

诊为急性阑尾炎。血常规化验见白细胞总数和中性粒细胞明显增高。B超检查可见右下腹部有肿大的阑尾。

2.急性阑尾炎的治疗措施

急诊阑尾炎一旦确诊，均需立即手术，但术前仍应进行必要的准备，包括术前检查、禁食水、纠正脱水和电解质紊乱、使用抗生素等。一旦形成包裹性阑尾脓肿，暂不宜手术。一边消炎治疗，一边观察病情变化。如逐渐好转，则应继续做非手术治疗；如腹痛和发热有加重趋势，则应立即手术。原则是以引流脓液为主，不必勉强切除阑尾。

手术时以做下腹部横纹偏右切口为佳。阑尾切除后残端最好不做内翻包埋，因为包埋后可能诱发肠套叠，将阑尾残端电灼后用系膜掩盖缝合即可。腹腔镜阑尾切除术已很成熟，可根据病情和条件选用腹腔镜治疗。更适用于早期镜检诊断，顺便切除阑尾。

（二）肠套叠的诊疗

1.肠套叠的诊断依据

根据肠套叠的典型表现，多可明确诊断。对可疑者可以用空气灌肠或钡剂灌肠帮助诊断，如能见到杯口状充盈缺损则可以确诊。而且对早期病例还可以通过灌肠进行肠套叠复位，此法既有诊断作用又有治疗作用。B超可见肠套叠部位有含气性肿块。晚期患儿已有肠梗阻者，X线平片能见到小肠内有阶梯状液平面，结肠内无空气影像。

2.肠套叠的治疗措施

早期肠套叠一般采用空气灌肠法复位，空气灌肠的缺点是患儿和医师都要在X线下透视，X线对人体是有伤害的。可改进为在B超监视下向直肠内灌入生理盐水，只需将盐水瓶吊到一定高度即可。无论采用哪种方法灌肠都有造成肠穿孔的危险，故要严格掌握灌肠治疗指征。一般认为病程超过48h，或有腹膜炎体征者不宜做灌肠治疗。对不宜灌肠或灌肠治疗失败者，都应该做手术治疗。术中采用从套入顶端向近端挤压的方法使套入部缓慢复位。复位后如发现有肠坏死，应立即行肠切除术。

（三）腹股沟斜疝嵌顿的诊疗

1.腹股沟斜疝嵌顿的诊断依据

有典型表现的腹股沟斜疝嵌顿，容易诊断，不需要借助辅助检查。但是，不典型的表现，则需要借助于辅助检查。腹部立位平片可以帮助诊断有无肠梗阻。血常规检查可以帮助诊断肠坏死和中毒。另外，鞘膜积液继发感染也易被误诊为腹股沟斜疝嵌顿。两者的鉴别诊断可以依据过去史，患鞘膜积液者以前不可能把肿块还纳回腹腔，而腹股沟斜疝在未嵌顿之前是可以把肿块还纳入腹腔的。

2.腹股沟斜疝嵌顿的治疗措施

（1）手法复位。如果嵌顿的时间短（3～4h以内），局部压痛不明显，也无腹部压痛和肌紧张者可以采用手法复位。方法是给患儿静脉滴注地西泮，让其睡眠后取头低足高位，然后轻柔地把疝内容物还纳入腹腔。嵌疝复位后必须观察24h，注意有无腹膜炎和肠梗阻表现。

（2）手术治疗。除上述情况外，嵌顿性疝都需要紧急手术，以防疝内容物坏死，并解除伴发的肠梗阻症状。对已有疝内容物绞窄坏死者更需要立即手术，以减轻中毒症状。对没有肠坏死的嵌疝，把肠管还纳后将疝囊高位结扎，并缩小内环口，达到一期修复的目的。

（四）粘连性肠梗阻的诊疗

1.粘连性肠梗阻的诊断依据

粘连性肠梗阻的诊断，先要明确是否有肠梗阻，这点可通过腹痛、腹胀、恶心呕吐和肛门停止排便排气等症状作出初步诊断。如果在腹部立位平片上能见到几个液气平面，加之肠鸣音亢进，甚至可以听到气过水声，就可以肯定诊断为肠梗阻。再排除嵌顿性疝、肠套叠、蛔虫团、异物团等常见原因后，就可以确定为粘连性肠梗阻。

为了确定是否需要紧急手术，诊断时需要明确是否为肠道发生绞窄性梗阻。一般情况下，严重的腹痛、腹部有广泛压痛以及反跳痛，甚至出现肌肉紧张、肠鸣减弱或消失；全身反应表现为发热、精神状态低落、脉搏和呼吸加速等症状，这些均可能暗示着绞窄性肠梗阻，需紧急手术处理。反之，则不属于绞窄性肠梗阻，可以采用非手术方法治疗，并观察病情变化。

2.粘连性肠梗阻的治疗措施

（1）非手术治疗。肠梗阻病儿先要插胃管做胃肠减压，静脉补液以纠正脱水、电解质紊乱和代谢性酸中毒。还要从静脉给予先锋类广谱抗生素，抗厌氧菌的抗生素甲硝唑或替硝唑等。每天的补液量初步估计为100mL/kg，然后再根据脱水的纠正情况酌情增减。

（2）手术治疗。对绞窄性肠梗阻必须立刻手术，完全性肠梗阻或可疑为绞窄性肠梗阻者要尽早手术。进腹后行粘连松解术，解除梗阻。发现有坏死的肠管要做肠切除，切除到外观完全正常处。判断肠管是否正常，要观察肠管的颜色、光泽和蠕动功能，还要看肠系膜的动脉搏动情况。对需切除50cm以上的大段肠管，要特别慎重。如果对吻合处肠段的生机不能肯定，不妨将切端以柯克氏钳夹暂时放在腹膜外，临时贯穿缝合皮肤。24h后再拆开切口缝线，决定是否行切除吻合。

五、小儿心肌梗死的诊疗

（一）小儿心肌梗死的辅助检查

1.小儿心肌梗死的心电图检查

小儿心肌梗死的心电图（ECG）表现与成人并无大异，但正常变异时的T波改变以及先天性心脏病者的ECG可类似于MI。小儿心肌梗死的ECG诊断指标包括：①除aVR外任一导联，尤其是T、aVL、V5、V6导联，ST段改变>2mV，ST在任一导联抬高，其对应导联ST段压低；②异常Q波；③异常T波倒置；④室性心律失常，特别是室性心动过速；⑤QTc>0.48秒；⑥心肌肥厚可能提示先天性心脏病，且是MI的一个危险因子。

川崎病小儿MI的Q波振幅和持续时间（≥0.04s）可诊断特异性为97%~100%，Q波振幅单项指标有86%的特异性，Q波间期因MI发生部位不同其灵敏度及特异性有差异，如下壁者较低，前壁则可高达88%。但要与非缺血的病理状态时的Q波改变相鉴别，如"容量负荷过重"所致左室肥厚者的V5~V6导联、所致右室肥厚者的VI~V2导联均可有宽大Q波。婴幼儿I、aVL或V5~V7任一导联出现宽大Q波均提示左冠状动脉的起源异常，其他Q波>0.12秒者尚须考虑心肌炎、心肌纤维化、肥厚型心肌病、心内膜弹力纤维增生症，尤其是特发性主动脉下闭锁等。

ST段除aVR导联抬高>2mV应考虑急性MI。小儿急性MI，ST段与T波前肢形成弓背向上抬高，ST段压低通常特异性较低，但出现与对应导联呈近乎180°相反方向"镜像"关系时对确定梗死部位有重要意义，强烈提示MI。后壁心肌梗死可无ST段抬高，而仅有V4R~V2导联的ST段压低。

Ⅱ、Ⅲ、aVF倒置对下壁心肌梗死诊断有很高的特异性和敏感性，如在同时见深的Q波，伴或不伴T波倒置，也能提示MI。

小儿MI室性心律失常较之成人并发症的发生更为常见，以室性心动过速、心室颤动为主，病死率为80%。

应用信号平均心电图后电位技术评价小儿心肌缺血及MI，应用VCM-3000系统，用一频带为40～300Hz的滤波器，将200次电位叠加、平均与记录，检查经TI-201心脏扫描证实的有无心肌缺血及MI的滤波后QRS间期、滤波后均方根电压（RMS，μV）和QRS终末40μV以下低振幅的间期（LAS，ms），按体表面积（BSA，m^2）分成4组。发现当BSA<0.3m^2时如f-QRSd>95ms，RMS<30μV，LAS>25ms；当BSA0.3～0.5m^2时f-QRSd>110ms，RMS<251μV，LAS>30ms；当BSA0.5～1.2m^2时f-QRSd>115ms，RMS<20μV，LAS>30ms；当BSA≥1.2m^2时f-QRSd>125ms，RMS<20μV，LAs>30ms时，均可认为是阳性后电位，其阳性率在无冠脉损害组为0，缺血组为56.3%，陈旧性MI组为69.2%，特异性及灵敏度远高于以成人标准用于小儿者，且重复性为100%。对难以行心血管造影检查的婴幼儿患者不失为替代方法之一。

2.小儿心肌梗死的实验室检查

（1）心肌酶谱（CK-MB、SGOT、LDH）。CK-MB在评估MI有一定参考价值。CK-MM3/MMI异构体在MI胸痛发作时即升高，2～6小时达峰值，且易于检测。

（2）心肌钙蛋白I及T，均有显著升高，尤以心肌钙蛋白I更特异、更灵敏（两者均近乎100%）、窗口期更长。

3.小儿心肌梗死的器械检查

（1）TL-201闪烁照相或TL-201单光子发射体层成像（SPECT）即使是小婴儿也能提示心脏某部位的灌注或摄取缺欠、心肌坏死，且可鉴别充血性心肌病的病因。若由AL-CAPA所致者，则有灌注异常；若为其他因素所致，则灌注正常或造影剂不规则广泛分布。双嘧达莫-TI-201SPECT对川崎病心脏并发症（含MI）的诊断与长期随访安全、有效。

（2）电影磁共振：通过快速连续放映，可了解心脏及瓣膜的活动情况。MRI也可作出MI诊断。

（3）二维/三维心脏超声：借以了解心室壁的运动情况及是否存在室壁瘤、

二尖瓣反流。仔细观察也可发现冠状动脉的异常和乳头肌梗死。

（4）心血管造影能提示冠状动脉有无栓塞、闭锁、扩张及冠状动脉瘤和心脏的情况，儿科尤其是婴幼儿应用有一定局限性。

（二）小儿心肌梗死的鉴别诊断

小儿心肌梗死的鉴别诊断可以从以下方面着手。

（1）病史：有无提示MI的基础疾病，如既往有心力衰竭样表现，既往如有胸部创伤及创伤后ECG表现，免疫紊乱及是否服用肾上腺皮质激素或免疫抑制剂，是否接受过雄激素治疗，有无相关手术史（如房室分流术后引流管闭塞致颅内压增高），有无毒蜘蛛（如黑寡妇蜘蛛或棕色寡妇蜘蛛）叮咬史。

（2）家族史：有无心血管病危险因素（脂蛋白异常、高血压、肥胖，I级亲属心绞痛、MI病史等）。

（3）症状、体征。

（4）相关检查：ECG、心肌酶谱、心肌钙蛋白、心脏超声、TL-201及心血管造影。

符合（1）~（3）者可拟诊，结合（4）中2项以上阳性可确诊，注意排除假性MI。

（三）小儿心肌梗死的治疗措施

小儿心肌梗死的治疗方面研究相对较少，因此治疗方法常借鉴于成人的做法，包括静脉补液、给予多巴酚丁胺、保证心排血量、给氧、纠正电解质紊乱、疼痛缓解、溶栓治疗（如华法林、链激酶）。必要时及时处理呼吸衰竭、心律失常、心源性休克、充血性心力衰竭等并发症。禁食可有助于保护受缺血影响的肠道。在治疗过程中，还需查明小儿的病因，以便有针对性地进行治疗。

六、小儿肺动脉高压的诊疗

（一）小儿肺动脉高压的诊断分析

第一，X线胸片。胸片可见右心室增大，肺动脉段凸出，外周肺野的情况取决于肺血流量。肺血管阻力增加导致肺血流量减少，外周肺野纹理进行性减少。末端肺血管的稀疏"截断"现象在成人常见，而儿童则罕见。

第二，心电图。可出现右心室、右心房肥厚，电轴右偏，心肌劳损，R_{v_1}明

169

显增高，P波高尖，P-R间期正常或稍延长。

第三，多普勒超声心动图。多普勒超声心动图是最常用、最有意义的无创性影像诊断方法。超声心动图在寻找儿童先天性或获得性心脏病中的作用极其重要。典型的儿童PAH超声心动图表现与成人相似：右心室、右心房扩大，左心室大小正常或缩小。多普勒可估计肺动脉压力，常用的方法有以下三种。

一是测量三尖瓣反流血流速度。PAH者常伴三尖瓣反流。在心尖部位应用连续多普勒超声可测到三尖瓣反流的最高流速，根据公式计算肺动脉收缩压（PAP）：$PAP=4V^2 \times 1.23$（V为三尖瓣反流的最高流速）。

二是测量肺动脉瓣反流速度。大部分先天性心脏病及几乎所有合并PAH的患儿伴肺动脉瓣反流。测量舒张末期的反流速度可估计肺动脉舒张末期压力。根据舒张末期血流速度（V）可算得肺动脉与右心室的舒张期压差，然后按回归方程$4V^2=0.61PADP-2.0$直接计算肺动脉舒张压（PADP）。

三是右室收缩时间间期估测肺动脉压力。用超声多普勒血流频谱测量右室射血前期（RPEP）、右室射血时间（RVET）和加速时间（AT），计算出RPER/RVET、RPEP/AT的比值，进行估算肺动脉平均压（PAMP）及肺动脉收缩压（PASP）。估测公式为$PASP=5.5 \times RPEP/AT-0.8$，$PAMP=43.2 \times RPEP/AT-4.6$，当RPER/RVET>0.3时提示PAH。

第四，放射性核素显像。经心血池显像，通过测定右心室射血分数（RVET）等估测肺动脉压力，此指标与肺动脉压力呈负相关。若RVET≤40%，则认为有PAH的存在。此外，还可通过心肌灌注显像、肺显像方法估测肺动脉压力。

第五，磁共振显像（MRI）。MRI能清晰地显示心脏和大血管的结构并可进行功能和代谢分析。通过主肺动脉内径及右心室壁厚度以及大血管内信号强度的时相变化可估测肺动脉压力。

第六，右心导管术。右心导管术是测定肺动脉压力最可靠的方法，可直接测定肺动脉的压力，同时还可进行药物急性扩血管试验以评价肺血管的反应性并指导药物治疗。

第七，肺活检。在先天性心脏病患者手术中进行肺活检可有助于评估其预后。重度PAH患者不仅会增加手术治疗的并发症和病死率，而且是影响手术远期疗效的关键因素。然而，常规肺活检无法完全反映肺小血管病理变化的真实情况，这是因为肺血管病变在不同肺区分布不均匀，同时所采集到的组织范围受限。

（二）小儿肺动脉高压的治疗措施

1.一般治疗的方法

（1）吸氧。针对由慢性肺实质性疾病引起的PAH，低流量氧疗有助于改善动脉低氧血症，减轻PAH症状。大多数艾森曼格综合征或原发性PAH患儿未出现肺泡缺氧情况，因此氧疗的效果有限。然而，对于某些在睡眠中出现动脉血氧过低的PAH患儿，夜间吸氧可能具有一定益处，并且有望减缓艾森曼格综合征患儿红细胞增多症的发展。对于有严重右心衰竭和静息时出现低氧血症的PAH患儿，可以进行持续吸氧治疗。

（2）强心药和利尿剂。联合使用强心苷和利尿剂可减轻心脏前后负荷，增加心排血量。但目前认为强心药用于治疗pah是否确有疗效，尚不清楚，且与钙离子通道阻滞剂联用时有可能抵消后者的扩血管作用。利尿剂用于右心衰竭时，虽能减少已增加的血容量和肝瘀血，但严重PAH时，右室功能主要依赖前负荷，因此需注意避免过多的利尿，因为这可导致血容量降低，心排血量减少，另外，还干扰其他药物（如血管扩张剂）的治疗效果。

（3）抗凝。抗凝剂主要用于IPAH患儿，因其有微血栓形成的机制，也可用于右心功能不全或长期静脉药物治疗者。常用药物为华法林，其最佳剂量尚未明确，一般可给予华法林至INR为1.2～2.0国际标准化比值。对特别好动的患儿，如初学走路的儿童，INR应控制在1.5国际标准化单位以下。

2.去除病因的治疗

许多小儿PAH属继发性，积极去除病因可从根本上解决PAH，如早期关闭大的左向右分流、去除左心病变等。有些单纯畸形如室间隔缺损＞动脉导管未闭者在早期即可发生严重的PAH，推测这些患儿在遗传学上有易于发生PAH的倾向，但其确切机制尚不清楚。建议在1岁以内行修补术以防止不可逆肺血管病变（即艾森曼格综合征）的发生。1岁以内手术通常可使肺血管阻力降至正常。2岁以后手术肺血管阻力也会下降，但不能降到正常水平。

3.使用钙通道阻断剂

使用钙通道阻断剂（CCB）前应做急性药物扩血管试验，该试验阳性的轻中度PAH患者可长期口服钙通道阻滞剂以改善症状和血流动力学，提高生存率。相反，如该试验为阴性，若使用CCB是危险的，可出现显著的体循环血管扩张

171

和低血压而不是肺血管的扩张。常用CCB为硝苯地平[心率较慢者，可舌下含服2.5~10mg/（kg·d），吸收迅速]。心率较快者可用地尔硫䓬。

4.使用前列腺素类药物

前列环素（PGI_2）和前列腺素E_1（PGE_1），两者是血管内皮细胞花生四烯酸的代谢产物，与前列腺素受体结合后，激活腺苷酸环化酶，增加细胞内cAMP浓度，从而发挥扩血管作用。

（1）PGE_1：静脉剂量20ng/（kg·min），最大剂量可用到100ng/（kg·min），每天滴注5~6小时，7~10天为一疗程。雾化剂量为每次15~35μg/kg。

（2）依前列醇为人工合成的PGI_2，是最早应用于临床的PGI，静脉制剂。该药半衰期短（2~5min），且pH较高（10.2~10.8），故需建立一个中心静脉通路持续静脉泵入。初始剂量为2~4ng/（kg·min），在此基础上以1~2ng/（kg·min）逐渐加量直到临床症状明显改善或出现明显不良反应为止。突然停药可致部分患儿PAH反弹，使症状恶化甚至死亡。主要不良反应包括面部潮红、恶心、厌食、头痛、下颌痛、腹泻、腿痛、静脉滴注部位的相关感染和血栓形成等。由于依前列醇用药的特殊要求且价格昂贵，故限制了临床应用。近年来已研制出一系列前列环素衍生物，代表性的药物包括：曲罗尼尔、伊洛前列素、贝前列素等。

5.吸入一氧化氮及其前体和供体

吸入一氧化氮通过鸟苷酸环化酶（cGMP）途径使肺血管扩张，还可扩张通气较好部位的肺血管，促使血液氧合，改善通气/灌注比值。NO是一种自由基，在体内半衰期极短仅3~6秒，在血管内很快失活，产生局部的肺血管效应。因此可选择性扩张肺血管，降低肺动脉压，而对体循环无明显影响，其效果与PGI_2相仿。常用吸入剂量为20~40ppm（$1ppm=10^{-6}$）。

由于吸入NO在氧合过程中具有高反应性和不稳定性，操作较复杂需气管插管和借助呼吸机，专用监控设备昂贵，且有一定不良反应等，使其临床广泛应用受到限制。故近年来已研究出一些NO的供体或前体来代替NO治疗PAH，目前较常用的有：硝酸甘油、硝普钠、左旋精氨酸。

6.使用心房间隔造口术

PAH患者的生存主要受右心室功能的影响，复发性昏厥或严重右心衰竭的患儿预后很差。一些实验和临床观察提示，房间隔缺损在严重PAH中可能是有益的，有卵圆孔未闭的PAH患者比无心内分流者活得更长。采取刀片球囊心房间隔造口术（BBAS）或最近报道的逐级球囊扩张心房间隔造口术（BDAS），人为地在房间隔处造口，允许血液右向左分流，虽以体循环动脉氧饱和度降低为代价，但可增加体循环输出量，提高体循环的氧转运。尽管手术本身存在风险，但对于选择后的严重PAH病例，心房间隔造口术（AS）仍可能是一种有用的替代疗法。AS的指征为：①尽管给予最大限度的药物治疗，包括口服钙通道阻滞剂或持续静脉注射依前列醇，仍然反复发生昏厥或右心室衰竭。②作为保持患者到移植的干预措施。③没有其他选择时。

7.进行肺或心肺的移植

对长期扩血管疗法无效以及继续有症状或右心衰竭的患者可做肺或心肺移植术，以提高PAH患者的生活质量和生存率。心肺联合移植可用于原发性PAH、心脏瓣膜病所致的PAH、复杂性心脏畸形导致的艾森曼格综合征和复杂性肺动脉闭锁的患者。单纯肺移植可应用于肺部疾病导致的PAH而心脏正常的患者。

七、急性坏死性肠炎的诊疗

（一）急性坏死性肠炎的检查方法

1.急性坏死性肠炎的实验室检查

（1）血常规。白细胞总数增多，中性粒细胞增多，核左移，可见中毒性颗粒。血小板常减少，可有失血性贫血，重症更明显。血培养可有非特异性细菌生长，如葡萄球菌、肠球菌、产碱杆菌等。

（2）大便。隐血试验强阳性。镜检有大量红细胞和少量白细胞。革兰染色可见较多阳性粗短杆菌、厌氧菌培养多数分离出产气荚膜芽孢梭菌，偶尔还可培养出大肠埃希菌、志贺菌、沙门菌、铜绿假单胞菌等。大便胰蛋白酶活性显著降低。

2.急性坏死性肠炎的X线检查

急性坏死性肠炎常见动力性肠梗阻征象，可见小肠呈局限性扩张充气，肠间隙增宽，黏膜皱襞变粗。或见病变肠管僵直，间或有张力的胀气肠袢，部分病例出现机械性肠梗阻表现，直立位有散在短小液平，结肠呈无气状态，也有呈麻痹型胀气表现者。有时可见到由于大段肠管坏死所造成的一堆致密影，有些病例可见肠壁积气，尤以新生儿和小婴儿多见。肠穿孔后可出现气腹。一般忌做钡餐或钡剂灌肠检查，以免肠穿孔；因本病易发生休克，检查时应避免过多搬动，一般采取仰卧位，可以侧卧位水平投照代替直立位。

（二）急性坏死性肠炎的诊断分析

急性坏死性肠炎无特殊诊断方法，主要依靠病史、典型临床表现和X线检查。若起病急，突发腹痛、腹泻、便血、呕吐及有中毒症状者应考虑本病。结合血、粪便化验检查和X线特征性改变即可诊断。对不典型的病例，应严密观察病情变化以明确诊断。并应注意和中毒型细菌性痢疾、腹型过敏性紫癜及急性肠套叠相鉴别。中毒性细菌性痢疾早期可出现高热、惊厥甚至休克，腹痛多不重，腹胀较轻，有里急后重，大便为脓血便，血量不多，主要是黏液和脓，且常在中毒症状之后出现；腹型过敏性紫癜虽有腹痛和血便，但无发热和全身中毒症状，血便无特殊腐败的腥臭味；肠套叠常见于婴儿，右侧腹部或脐上多能触及腊肠样肿块，腹部X线检查提示肠梗阻征象，一般无发热和感染中毒症状。新生儿坏死性小肠结肠炎的诊断常根据病史特点、诱发因素、临床表现和X线检查等，不难诊断。

（三）急性坏死性肠炎的治疗措施

急性坏死性肠炎轻重不一，病情变化快，应采取综合治疗措施。原则是抢救休克，改善中毒症状，控制感染，增强机体抵抗力，减轻消化道负担，并促进其正常功能的恢复。

第一，禁食。禁食为重要的治疗措施。疑诊本病即应禁食，确诊后继续禁食。以利胃肠休息，待大便隐血阴性，腹胀好转和腹痛减轻后，逐渐恢复饮食，从流质、半流质、少渣饮食逐渐恢复到正常饮食；恢复饮食宜慎重，过早过急可使病情恶化或延长病程，但也不宜过晚，以免营养不足，不利于疾病的恢复。在腹胀和便血期间同时应采取胃肠减压。

第二，维持水和电解质平衡及补充营养。由于吐泻、进食少，易发生脱水、酸中毒和电解质紊乱，故要及时纠正。因禁食时间较长，应精确计算液体出入量及能量需要，可少量多次输血，必要时给予肠道外静脉营养。

第三，抗休克。急性坏死性肠炎易导致休克，因此早期发现并及时处理是治疗过程中的重要部分。休克往往涉及失血和中毒的混合型状况。需要迅速补充血容量，改善微循环，包括补液和应用右旋糖酐。使用调节血管紧张度的药物，如多巴胺、异丙肾上腺素等，有助于应对这种情况，必要时还可进行输血和血浆治疗。

第四，抗生素。控制肠内细菌感染对于减轻肠道损害和休克是有利的。选用对肠道细菌有效的抗生素如氨苄青霉素、卡那霉素或头孢菌素类等静脉滴注。

第五，胰蛋白酶。每次0.1mg/kg，每日3次，以破坏产气荚膜杆菌的毒素。

第六，对症治疗。腹痛剧烈而腹胀不明显时，可肌内注射山莨菪碱，按每次0.3～0.5mg/kg，每日2～3次，腹胀严重者应早做胃肠减压。出血者可静脉滴注维生素C，或服云南白药每次0.3～0.9g，每日3次，高热可用物理降温或解热药物。

第七，手术治疗。如果肠梗阻症状明显，疑有腹膜炎、肠穿孔、肠坏死者，应考虑手术治疗。

结束语

在这个充满挑战与机遇的医疗领域，儿科疾病诊疗与检验实践已经取得了显著的进步。通过结合最新的医学研究成果和先进的诊断技术，儿科医生们能够更加准确地诊断和治疗各种疾病，为患儿提供更好的医疗照顾。在此过程中，检验医学在儿科疾病诊断和治疗中发挥了至关重要的作用。通过对各种生物标志物的检测和分析，医生可以深入了解疾病的发病机制，为制定个性化的治疗方案提供科学依据。同时，检验医学还为医生提供了实时、准确的病情监测，帮助医生及时调整治疗方案，提高治疗效果。

然而，尽管我们已经取得了一定的进步，但儿科疾病诊疗仍然面临诸多挑战。随着医学科学的不断发展，我们需要不断更新知识和技能，以适应新的治疗策略和诊断工具。此外，本书还需要进一步加强多学科合作，以全面提升儿科疾病的诊疗水平，期待未来在儿科疾病诊疗与检验实践中取得更多的突破。同时，通过阅读本书，旨在为读者在实践中不断总结经验提供参考，为儿科医学的发展做出贡献。

参考文献

一、著作类

[1] 陈筱菲，黄智铭.呼吸系统疾病的检验诊断[M].北京：科学技术文献出版社，2014.

[2] 达志海，梁殿哲.最新儿科疾病诊疗指南[M].兰州：甘肃文化出版社，2017.

[3] 高玉.临床儿科疾病诊治[M].北京：科学技术文献出版社，2019.

[4] 侯利.儿科呼吸系统疾病临床诊断与治疗[M].天津：天津科学技术出版社，2013.

[5] 季坚卫.当代儿科诊疗研究[M].南昌：江西科学技术出版社，2018.

[6] 万忆春.实用儿科疾病诊疗精要[M].长春：吉林科学技术出版社，2018.

[7] 王燕.临床用药与儿科疾病诊疗[M].长春：吉林科学技术出版社，2019.

[8] 于波.儿科急危重症护理指南[M].长春：吉林科学技术出版社，2020.

[9] 张姣姣.儿科呼吸疾病诊断与治疗[M].汕头：汕头大学出版社，2018.

[10] 张兰华.实用儿科疾病治疗与护理[M].天津：天津科学技术出版社，2019.

二、期刊文章类

[1] 成娟.个性化护理在儿科疾病护理中的应用[J].护理研究，2014（18）：2259-2259，2260.

[2] 付红敏，聂文莎.儿童重症肺炎的早期识别[J].中国实用儿科杂志，2018，33（9）：691-695.

[3] 顾国祥，韩新民，孙继超，等.儿童多动症中医治疗思路探讨[J].中华中医药杂志，2018，33（8）：3480-3482.

[4] 顾松，许志飞，林影，等.新生儿常见疾病睡眠呼吸监测研究[J].中国实用儿科杂志，2012，27（9）：690-692.

[5] 黄卫华.浅谈常见儿科消化系统疾病的临床检验[J].临床医药文献电子杂志，

2015，2（27）：5632.

[6] 江剑民，沈慧玲，林翠玉，等.院间转运儿科神经系统疾病流行病学分析[J].
广州医药，2017，48（5）：46-49.

[7] 蒋维娜.健康教育在儿童维生素A缺乏预防中的效果[J].智慧健康，2022，8
（15）：171.

[8] 李俊卓，眭红英，闫英杰，等.儿科疾病及保健知识问答系统的构建[J].中文
信息学报，2022，36（1）：127-134.

[9] 李熙鸿.儿童重症肺炎诊断标准的优缺点[J].中华实用儿科临床杂志，2017，
32（6）：408-411.

[10] 李峥.小儿呼吸衰竭的诊治[J].中国临床医生杂志，2012，40（7）：23.

[11] 刘芳，蒋耀萱.浅谈儿童多动症的中医疗法[J].求医问药（学术版），2012，
10（5）：78-79.

[12] 吕清.儿科消化系统疾病的用药特点[J].中国医药指南，2019，17（26）：
147.

[13] 潘桂清.小儿哮喘持续状态的急救及护理要点研究[J].中外医疗，2020，39
（22）：169-171.

[14] 邵晶晶，于峥，翟志光.儿童多动症从疳论治探讨[J].中国中医基础医学杂
志，2018，24（2）：272-273.

[15] 师翠云.小儿支气管肺炎的临床诊治新进展[J].中国医药导报，2013，10
（8）：24.

[16] 索欣.优质护理对儿科重症肺炎的临床效果影响[J].中国医药指南，2021，19
（30）：144-145.

[17] 王小川.小儿脑电图在儿科神经系统疾病中应用研究进展[J].中国保健营养
（中旬刊），2014（6）：3454-3455.

[18] 吴宇鑫.足月新生儿颅内出血病因研究进展[J].重庆医学，2022，51（13）：
2331.

[19] 伍宝娟.儿童多动症心理治疗综述[J].华章，2014（4）：5.

[20] 张彩虹.维生素D缺乏对儿童生长发育情况的影响[J].婚育与健康，2023，29
（5）：123.

[21] 张静.药浴疗法联合退黄疸推拿对新生儿黄疸的影响[J].滨州医学院学报，

2023，46（2）：158-160.

[22] 张军.免疫球蛋白治疗重症肺炎的临床疗效[J].临床合理用药杂志，2021，14（33）：131-133.

[23] 赵娟.小儿脑电图在儿科神经系统疾病中应用研究进展[J].养生保健指南，2016（44）：5.

[24] 赵依娜.急性坏死性肠炎儿科治疗[J].中国伤残医学，2013，21（3）：119.

[25] 周华.儿科消化系统疾病用药的特点[J].中国临床医生，2006（2）：16-20.